AF524042

Therapiekonzepte bei psychischen Erkrankungen und Sucht

Siegfried Sulzenbacher

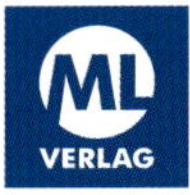

Wichtiger Hinweis

Die selbständige Ausübung der Heilkunde (z. B. Homöopathie, Akupunktur, Akupressur, Moxa, Schröpfen etc.) stellt rechtlich eine Ausübung der Heilkunde dar. Sie ist daher nur Ärzten und Heilpraktikern, im Rahmen der Geburtshilfe auch Hebammen gestattet.

Das vorliegende Buch wurde sorgfältig erarbeitet. Alle Angaben erfolgen jedoch ohne Gewähr. Weder der Autor noch der Verlag haften für eventuelle Nachteile oder Schäden, die möglicherweise aus der Anwendung der nachfolgenden Hinweise und Therapieempfehlungen resultieren könnten. Jeder Behandler ist selbst für seine Therapie verantwortlich.

Werden im Text Handelsnamen genannt, so handelt es sich in der Regel um eine subjektive Auswahl ohne Anspruch auf Vollständigkeit.

1. Auflage 2018

Druck: Generál Nyomda Kft., H-6727 Szeged

www.ml-buchverlag.de

ISBN: 978-3-947052-80-6

Inhaltsverzeichnis

Vorwort

Psychische Erkrankungen und Süchte bzw. Abhängigkeiten sind im stetigen Zunehmen begriffen. Daher hat jeder Behandler immer häufiger mit Patienten zu tun, die psychische Probleme haben.

Natürlich kann sofort mit den klassischen Psychopharmaka eingegriffen werden, jedoch gibt es für den naturheilkundlich orientierten Behandler sehr viel mehr Möglichkeiten. An diesem Punkt möchte die vorliegende Schrift ansetzen. Es soll einerseits der Blick für psychische Problemsituationen geschärft werden, andererseits soll die Aufmerksamkeit auf erprobte Arzneimittel aus der Phytotherapie, der Homöopathie, der Spagyrik und der anthroposophischen Heilkunde gelenkt werden. Aber auch die Akupunktur hat bei psychischen Erkrankungen vieles zu bieten.

Schwere Psychosen sind die Domäne der psychiatrischen Klinik, besonders wenn eine Suizid- oder Morddrohung mit im Spiel ist. Es geht dabei nicht nur darum, den Kranken vor Schaden zu bewahren sondern auch darum, das Umfeld des Patienten zu schützen. Oft geht dies nicht ohne Unterstützung durch die Polizei.

Es ist bekannt, dass in der Vergangenheit und auch heute noch die Psychiatrie missbraucht wird, um politisch unbequeme Personen von der Bildfläche verschwinden zu lassen. Das ist aber nicht die Regel. Ich kenne viele Ärzte und Krankenpfleger/innen, die sich nach bestem Wissen und mit ihrer ganzen Kraft bemühen, psychisch Kranken zu helfen. Oft haben sie auch gewisse Erfolge. Zumindest die hochakute Phase kann heute mit relativ geringem Schaden für den Patienten und für sein Umfeld abgefangen werden.

Einige der hier gegebenen Informationen gehen über den Rahmen und die Möglichkeiten eines niedergelassenen Behandlers hinaus. Sie sollen jedoch zu einem besseren Verständnis der Gesamtsituation beitragen.

Möge diese kleine Schrift kranken Menschen eine Hilfe sein und den Kollegen für die tägliche Arbeit die Informationen geben, die sie aktuell benötigen.

München, im Herbst 2017
Siegfried Sulzenbacher, Heilpraktiker

Psychische Erkrankungen

Einführung

Was ist Gesundheit

Die WHO definiert Gesundheit genau, präzise und vollständig:

„Gesundheit ist ein Zustand des vollständigen körperlichen, geistigen und sozialen Wohlergehens und nicht nur das Fehlen von Krankheit oder Gebrechen."

Nach der WHO-Definition gibt es auf der ganzen Welt wahrscheinlich keinen einzigen wirklich gesunden Menschen. Der Philosoph Friedrich Nietzsche (1844 – 1900) definiert Gesundheit pragmatischer:

„Gesundheit ist dasjenige Maß an Krankheit, das es mir noch erlaubt, meinen wesentlichen Beschäftigungen nachzugehen."

Was ist die Psyche

Die Psyche ist neben dem Bewusstsein[1] und dem Geist[2] ein wesentlicher Teil des Menschen.

Der Begriff „Psyche" wird dabei im Allgemeinen als das Seelenleben einer Person verstanden. Er umfasst sämtliche Prozesse des Gehirns wie das Denkvermögen, die Erinnerung, Angst, Freude, Träume und Phantasien.

Eine gesunde Psyche ist daran zu erkennen, dass Gefühle wie Angst, Freude, Trauer, Liebe usw. empfunden werden können, der Mensch von diesen Gefühlen jedoch nicht beherrscht oder überwältigt wird.

Psychische Erkrankungen äußern sich beispielsweise als Angststörung, Zwangsstörung, Manie, Depression oder Schizophrenie. Psychosomatische Erkrankungen sind körperliche Erkrankungen, die durch psychische Erkrankungen oder Belastungen verursacht werden.

---

1 Bewusstsein ist das Erleben mentaler Zustände und Prozesse … cogito ergo sum → „ich denke also bin ich" (Descartes 1637)

2 Geist (griechisch Pneuma) ist die Summe der kognitiven Fähigkeiten wie Denken, Planen, Wahrnehmen, Entscheiden usw.

Das Gegenteil zur Psychosomatik ist die Somatopsychologie. Während sich die Psychosomatik damit befasst, wie Denken und Gefühle körperliche Funktionen stören, können umgekehrt auch organische Erkrankungen Auswirkungen auf emotionale und kognitive Prozesse ausüben.

Der Körper kann also die Psyche krank machen und umgekehrt genauso. Jedoch sind in diesen Zusammenhängen auch starke Heilansätze enthalten:

sit mens sana in corporae sano (Juvenal, 60 n.Chr.)[3]

Mord- bzw. Selbstmorddrohung

Bei psychischen Erkrankungen gibt es Situationen, die der sofortigen Aufmerksamkeit bedürfen.

Wenn ein Mensch äußert, dass er eine Straftat gegenüber anderen Menschen oder gegenüber bedeutenden Sachwerten begehen will, dann ist jeder, der davon Kenntnis erlangt verpflichtet zu reagieren, wenn er sich nicht dem Vorwurf der „Begünstigung“ oder der „unterlassenen Hilfeleistung“ aussetzen will.

In jedem dieser Fälle muss unverzüglich die Polizei (Notruf 110) verständigt werden, wenn man nicht selbst die Möglichkeit hat, den Patienten sicher in eine psychiatrische Klinik zu bringen.

Gleiches gilt für Selbstmorddrohung.

[3] … ein gesunder Geist möge in einem gesunden Körper sein …

Gelegentliche psychische Störung gesunder Menschen

Kopfschmerzen

Ursachen

- psychische Ausnahmezustände wie z. B. Leid, Ermüdung, Überlastung (Stress)
- Augenkrankheiten, Zahnschmerzen und Entzündung der Nasennebenhöhlen, Fieber, Vergiftungen mit Alkohol, Nikotin, Abgase (Kohlenmonoxid = CO), Urämie (Nierenleiden)
- Erkrankungen des Gehirns wie z. B. Gehirntumor, Gehirnerschütterung nach Unfall

Therapie

Handelt es sich nur um gelegentliche Kopfschmerzen, dann ist gegen eine Kopfschmerztablette[4] nichts einzuwenden. Bei sehr starken oder häufigen Kopfschmerzen (öfter als 1 x pro Monat) ist die Suche nach der Ursache und eine entsprechende Behandlung erforderlich.

Homöopathie

Nach Boger sind unter der Rubrik „Kopf" häufig folgende Mittel[5] indiziert:

> **BELLADONNA**, **Bryonia**, Calcium-carb., **Carbo-veg.**, China, Gelsemium, **Glonoinum**, **Lachesis**, **Lycopodium**, **Natrium-mur.**, **Nux-vom.**, **Phosphor**, **Pulsatilla**, Sepia, **Silicea**, Spigelia, Sulfur

Als Potenz verwende ich in der Regel die C30.

Akupunktur

Ein Ausgleich mit Di 4 Hegu und Le 3 Taichong ist häufig erfolgreich. Eine weitere Methode ist das Stechen der Xi-Punkte der Yang-Meridiane, die den Kopf versorgen:

- Di 7 Wenliu
- Ma 34 Liangqiu
- Dü 6 Yanglao
- Bl 63 Jinmen
- 3E 7 Huizhong
- Ga 36 Waiqiu

---

4 ASS (z. B. Aspirin) ist bei Bronchialasthma kontraindiziert, da es einen Anfall auslösen kann.

5 Die Wertigkeit (Relevanz) der Mittel wird bei Boger durch folgende Schreibweise dargestellt: **HÖCHSTWERTIG** – **Hochwertig** – Normalwertig.

Schlafstörungen

Das Schlafbedürfnis der Menschen ist sehr unterschiedlich. Manche kommen bei voller Leistungsfähigkeit mit 4 bis 5 Stunden aus, während andere täglich 9 bis 10 Stunden benötigen.

Durchschnittlich brauchen Erwachsene 7 bis 8 Stunden Schlaf, wobei im Alter das Schlafbedürfnis oft geringer wird. Mehrfaches Erwachen pro Nacht wird in der Literatur als normal betrachtet.

Ursachen

- Schmerz, Kummer, Sorgen, berufliche Überlastung
- zu viel Lärm, zu viel Licht, zu hohe Temperatur im Schlafzimmer, ein schlechtes Bett
- Herzkrankheit, Hypertonie, Hyperthyreose, Gehirntumor

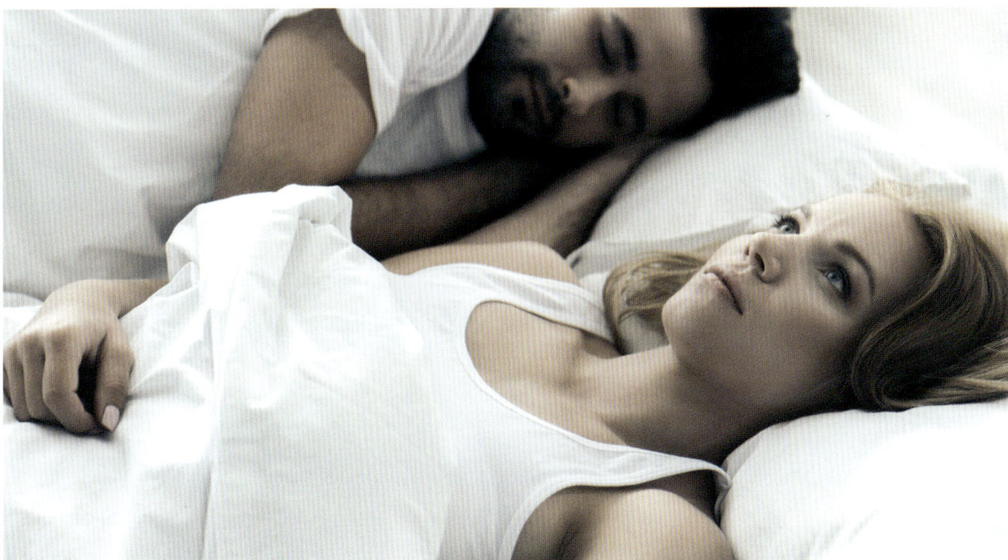

Therapie

Allgemeine Maßnahmen
Es versteht sich von selbst, das der Schlafraum soweit als möglich von direkter Lichteinstrahlung und von Lärm abgeschirmt sein sollte.

Ein gutes Bett, in dem man schmerzfrei liegen kann und ein gut gelüfteter Schlafraum sind weitere wesentliche Voraussetzungen.

Man sollte auch nicht zu spät zu Abend essen, weil dann der Magen drückt. Abends eine Kanne Gesundheitstee (besonders Nierentee) zu konsumieren ist nicht sehr sinnvoll, da man dann nachts ständig auf die Toilette läuft.

Ein gutes Buch ist günstiger als ein brutaler Fernsehkrimi oder ein aufregendes Telefongespräch. Überhaupt sollte man vor dem zu Bett gehen zur Ruhe kommen und den Tag langsam „ausklingen" lassen.

Bei älteren Menschen wirkt eine kleine Tasse Bohnenkaffee (Espresso) gelegentlich Wunder. Dieses kleine Herzmittel ist oft der Vermittler eines guten Schlafs. Auch ein Glas Rotwein oder 1 Glas Bier (ein Viertel Liter) wirken manchmal Wunder und sind unbedenklicher als die regelmäßige Schlaftablette.

Manche Menschen reagieren vor dem zu Bett gehen gut auf 1 Tasse warme Milch mit einem Teelöffel Honig.

Medikamentöse Maßnahmen

- Baldriantinktur, ½ bis 1 Teelöffel (ca. 50 bis 60 Tropfen) auf ein Achtel Liter Wasser
- Oxacant sedativ[6], 20 bis 30 Tropfen auf 1/8 Liter Wasser
- Solunat Nr. 4 (Cerebretik), vor dem Schlafen gehen 5 bis 10 Tropfen[7] auf etwas Wasser

Homöopathie

Nach Boger sind unter der Rubrik „Schlaf" bei *Schlaflosigkeit* häufig folgende Mittel indiziert:

> Aconit, **Arsen**, Belladonna, Calcium-carb., Chamomilla, **COFFEA**, **Hyoscyamus**, Kalium-carb., Lachesis, Mercurius, **Nux-vom.**, Opium, Phosphor, **PULSATILLA**, Rhus-Tox., Sepia, Silicea, **Sulfur**

Akupunktur

Aus TCM-Sicht[8] sind folgende Störungen häufig:

- Schwäche von Blut oder Yin, welche die Wanderseele Hun ihres Aufenthaltsortes beraubt,
- ein pathogener Füllezustand, der den Geist oder die Wanderseele Hun beunruhigt.
- Einschlafstörungen weisen meistens auf „Blutmangel" hin.
- Häufiges Erwachen nachts tritt bei einem „Yin-Mangel" auf.
- Zu frühes morgendliches Erwachen weist auf eine Schwäche von Herz und Gallenblase hin.

---

[6] Oxacant sedativ ist eine Crataegus-Baldrian-Mischung (Hersteller Firma Klein, Zell)
[7] Solunate dürfen nicht mit einem Metalllöffel eingenommen werden
[8] TCM = Traditionelle Chinesische Medizin

Therapie:
Ein energetischer Ausgleich mit den Punkten Di 4 Hegu und Le 3 Taichong ist oft erfolgreich. Eine differenziertere Therapie ist bei Maciocia zu finden.

Psychogener Schock

Der Begriff psychogener „Schock" wird wegen seiner Mehrdeutigkeit heute nicht mehr verwendet. Die aktuelle Bezeichnung ist „akute Belastungsreaktion" (ABR). Volkstümlich spricht man auch von einem „Nervenzusammenbruch".

Ein psychogener Schock kann durch eine Extremsituation (Verkehrsunfall, Explosion, Naturkatastrophe usw.) ausgelöst werden. Er führt zu einer Störung der Blutzirkulation durch psychische Übererregung.

Der psychogene Schock kann vom hysterischen Anfall meistens leicht unterschieden werden. Der psychogene Schock ist unabhängig von Publikum während der hysterische Anfall zweckgerichtet ist und endet, wenn die Zuschauer fehlen. (siehe auch S. 23)

Therapie

Allgemeine Maßnahmen
Meistens sind Ruhe (Reizabschirmung) und Schocklagerung[9] ausreichend.
Besonders wichtig ist die psychische Betreuung des Patienten. Hierzu gehört ehrlich und schonend informieren, Ruhe ausstrahlen, Hektik vermeiden. Das Gebet ist oft sehr hilfreich.

Eine Infusion ist meistens nicht nötig.

Wenn man aber trotzdem eine Infusion legen will, dann sollte man eine 5 bis 10 %-ige Glucoselösung verwenden, da der Körper in dieser Situation sehr viel Energie verbraucht.

Homöopathie
Boger weist unter der Rubrik „Allgemeines" Stichwort *Gemütsbewegungen* auf folgende Mittel hin:

> **Aconit**, Antimon-crud, **ARSEN**, **Aurum**, Belladonna, **Chamomilla**, Cina, Coffea, Colocynthis, **Gelsemium**, Hyoscyamus, **IGNATIA**, Lachesis, **Lycopodium**, **Natrium-mur.**, Nitricum-acid, **NUX-VOM.**, Phosphor, Platina, Psorinum, **PULSATILLA**, Saphisagria, Stramonium, Sulfur, Sumbulua, Veratrum-album

[9] Schocklagerung = Kopf tief, Beine hoch

Im Notfall ist man mit 1 Gabe[10] Aconitum C12 oder C30 oder mit den „Notfalltropfen" (Remedium Rescue aus der Bach-Blüten-Serie) meistens gut und ausreichend versorgt.

Akupunktur

Ein Ausgleich mit Di 4 Hegu und Le 3 Taichong ist oft erfolgreich und ausreichend. Bei starker Erregung können die Punkte Du 20, Baihui oder PC 6, Neiguan hinzugezogen werden.

Trauer

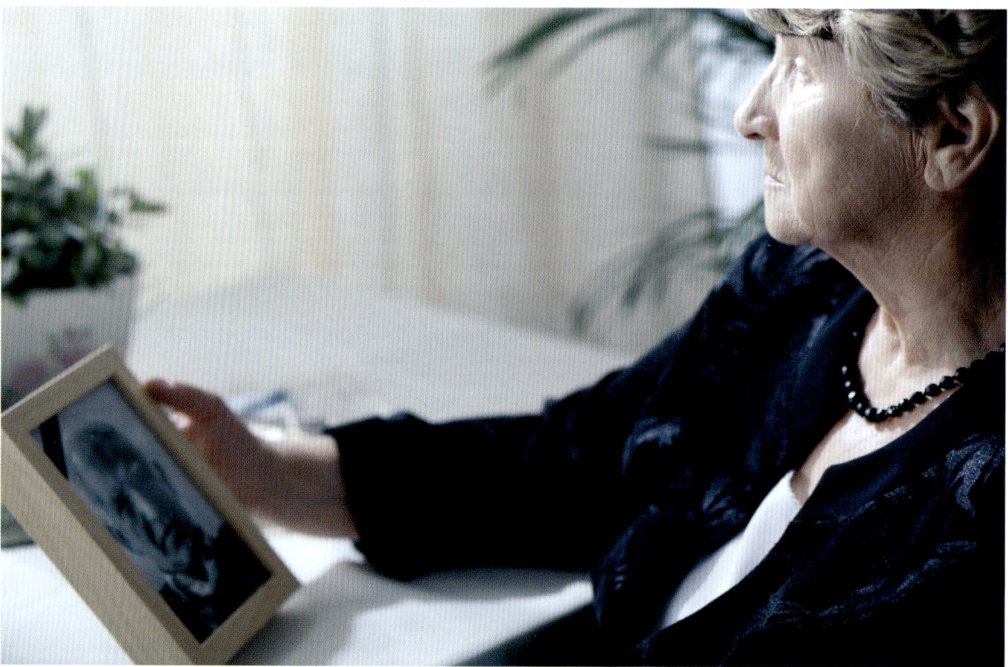

Die Trauer verläuft gewöhnlich in mehreren Phasen.

1. Viele Betroffene erleiden zunächst einen psychischen Schock. Sie können es nicht wahrhaben, dass ein geliebter Mensch oder ein Tier gestorben ist oder sie verlassen hat (Scheidung!).

[10] 1 Gabe sind 3 bis 4 Globuli

2. Dann erleben sie eine depressive Phase. Sinnleere, Zukunftsangst und Hadern mit dem Schicksal[11] dominieren die Gedanken. Häufig treten Desorientierung, Vergesslichkeit oder andere Reaktionen wie z. B. Konzentrationsverlust, Schlafstörungen, Appetitlosigkeit oder Gewichtsverlust zusätzlich auf. Trauernde haben oftmals Verlassenheits- oder Schuldgefühle. Sie empfinden starke Ermüdung oder Erschöpfung, besonders wenn eine längere Zeit der Krankenpflege voraus ging.
3. In einer weiteren Phase heilen die psychischen Wunden. Der Gedanke an die verstorbene oder verlorene Person (auch an Tiere, Haus, Heimat, Arbeit) lässt sie weniger verzweifeln. Es gelingt dem Trauernden, sich wieder besser zu konzentrieren, das *„Hier und Jetzt"* wieder angemessen zu realisieren und den Blick positiv auf die Zukunft zu richten.

Während oder nach der Bearbeitung der Trauer können sich neue Perspektiven eröffnen, die unabhängig vom Trauerfall sind (z. B. neue Beziehung, Lernprozesse, Verhaltensänderungen).

Therapie

Allgemein

Die beste Therapie sind ehrliche und aufrichtige Freunde, bei denen man sich aussprechen kann und die diese Gespräche für sich behalten. Das kann natürlich auch ein professioneller Psychotherapeut oder ein Seelsorger sein.

Homöopathie

Boger gibt unter der Rubrik „Gemüt" Stichwörter *Traurigkeit*, *Niedergeschlagenheit*, *Schwermut* folgende Mittel an:

Aconit, **Arsen**, **AURUM**, **Carbo-animalis**, China, **Graphites**, **IGNATIA**, Lachesis, Lycopodium, **Natrium-carb.**, **NATRIUM-MUR**, **Nitricum-acid.**, **Psorinum**, **PULSATILLA**, **Stannum**, Sulfur, Syphillinum

Akupunktur

Trauer und Gram beeinträchtigen Herz und Lunge.

Maciocia empfiehlt KS 6 Neiguan, MP 4 Gonsun, Bl 23 Shenshu, Bl 52 Zhishi und Bl 47 Hunmen.

[11] „Warum gerade ich?"

Erkrankungen mit psychischen Hintergrund bei alten Menschen

Es ist problematisch, wenn jeder Spezialist nur sein Fachgebiet im Fokus hat. Dabei kann leicht etwas übersehen werden. Darum werden hier Störungen angesprochen, die möglicherweise aus einer psychischen Situation entstanden sind oder jederzeit zu einer psychiatrischen Situation führen können.

Wenn ein älterer Patient in die Praxis kommt, dann bringt er oft eine Sammlung unterschiedlichster Medikamente mit. Gelegentlich veranlasst auch eine gewisse Sparsamkeit dazu, ein Medikament „fertig" einzunehmen, obwohl es schon lange nicht mehr benötigt wird.

Medikamente sollten jedoch nur in seltenen Fällen als Dauertherapie verabreicht werden. Bei einer wirkungsvollen Behandlung soll der Körper nach einer gewissen Zeit wieder zu seiner Eigensteuerung zurückfinden. Die Fremdsteuerung durch das Medikament ist dann nicht mehr erforderlich[12].

Heilung bedeutet wiederherstellen der inneren Ordnung!

Natürlich gibt es Krankheiten (z. B. Diabetes-Typ-1), bei denen ein Medikament dauerhaft benötigt wird. Dem Körper müssen in diesem Fall Stoffe zugeführt werden, die lebensnotwendig sind, die er jedoch selbst nicht herstellen kann. Auch bei Hormonpräparaten, Herzmedikamenten und Psychopharmaka kann diese Situation vorliegen. Es versteht sich von selbst, dass man diese Präparate nicht leichtfertig absetzen darf.

Wie lange sollten Arzneimittel nun eingenommen werden?

Ein guter Richtwert ist:

- Besteht die Krankheit über Jahre, dann dauert die Heilung meistens mindestens so viele Monate, wie die Krankheit in Jahren bereits andauert.
- Besteht die Krankheit Monate, ist mit einigen Wochen Therapiedauer zu rechnen.

Ob eine Krankheit heilbar ist oder ob nur ihre Auswirkungen gelindert werden können, hängt von der Art der Krankheit, vom Gesamtzustand des Kranken und von seinem Umfeld ab. Es hängt auch viel davon ab, ob der Kranke und sein Umfeld bereit sind zu lernen und lieb gewonnene Verhaltensweisen (z. B. Alkohol, Rauchen, Bewegungsmangel) zu ändern.

[12] Der Patient „vergisst" nach einiger Zeit die Medikamenteneinnahme.

Schwindel

Schwindel kann viele Ursachen haben. Im Alter könnte eine gestörte Blutversorgung des Gehirns und/oder des Innenohrs (Labyrinthorgan) vorliegen.

Eine gestörte Blutversogung des Gehirns kann durch eine ungenügende Herzleistung, durch zu niedrigen oder zu hohen Blutdruck aber auch durch mangelhafte Gefäßleistung (z. B. Einengung eines Blutgefäßes) sowie durch eine Anämie oder durch mangelnde Fließfähigkeit des Blutes (Dickblütigkeit) hervorgerufen werden.

Gelegentlich tritt bei alten Menschen Schwindel infolge einer Medikamentenüberdosierung oder -nebenwirkung auf. Folgende Arzneistoffe verursachen Schwindel: Coffein, Schmerzmittel (besonders Salicylsäure, ASS), Digitalis[13], Migränemittel

Aber auch Abgase von Autos oder Gasheizungen[14], Alkohol und Nikotin sind manchmal für den Schwindel verantwortlich.

Bei folgenden Krankheiten kann Schwindel als Begleitsymptom auftreten:
Nierenversagen (Urämie), Diabetes besonders in der Hypoglycämie, Anämie, Irritation der Halswirbelsäule, Gehirnerschütterung, Blutdruckstörungen, Gehirndurchblutungsstörung (transitorische ischämische Attacke – TIA), Hysterie und Depression

Ist der Patient Brillenträger, könnte auch eine fehlerhafte Brille Schwindel auslösen.
Im allgemeinen sollte jede Behandlung mit einer Ausleitung bzw. Entgiftung begonnen werden. Diese ist im Therapieteil (ab Seite 143) ausführlich beschrieben.
Ergänzend haben sich die ansteigenden Schiele Fußbäder[15] bewährt, da sie die Gehirndurchblutung verbessern.

Folgende homöopathische Mittel werden gemäß Boger (General Analysis) regelmäßig bei *Schwindel* angewendet:

Aconit, **BELLADONNA**, **BRYONIA**, **Calcium-c**, Chelidonium, Cocculus, Conium, Cuprum, Ferrum, **GELSEMIUM**, **Natrium-mur**, **NUX-V**, Petroleum, **PHOSPHORUS**, **PUSATILLA**, Rhus-tox, Sepia, Silicea, Sulfur, **Tabacum**

---

13 Schwindel und Farbensehen sind Leitsymptome für eine Digitalisvergiftung!

14 Wenn die Entlüftung ungenügend ist, reichert sich giftiges Kohlenmonoxid in der Luft an.

15 Hersteller: Fritz Schiele Bäder-Fabrik GmbH, Industriestrasse 16 b, 25462 Rellingen, Tel. 04101 -34 239

Neuralgie

Die häufigsten Neuralgien sind die Ischialgie und die Trigeminusneuralgie. In der Regel treten diese Neuralgien einseitig auf.

Für die **Ischialgie** älterer Menschen gibt es häufig folgende Ursachen:

Muskelverspannungen im Lumbalbereich, Irritationen der Wirbelsäule (Bandscheibenschaden), Muskelrheuma, Tumormetastasen im Unterleib, Bänder- und Muskelschwäche im Bereich der Wirbelsäule (besonders bei Adipositas)

Folgende homöopathischen Mittel werden gemäß Boger bei der *Ischialgie* häufig angewendet:

Aconit, Arnika, Chamomilla, **Colocynthis**, Gnaphallium, Magnesium phos., Nux vomica, **Rhus tox.**, Zincum val.

Für eine **Trigeminusneuralgie** gibt es oft folgende Ursachen:
Kälte- oder Windschaden, rheumatische Prozesse, eine ungeeignete Brille, Zahnherde, Tumore im Schädelbereich

Folgende homöopathischen Mittel werden gemäß Boger, Rubrik „Gesicht" bei *Gesichtsschmerz*, *Trigeminusneuralgie* etc. erfolgreich angewendet:

Arsen, Bryonia, Causticum, China, **Colocynthis**, Kalmia, **Magnesium** phos., Mezereum, **Nux-vom.** Phosphor, Prunus-spin, **Sepia**, Spigelia, Verbascum

Zur äußerlichen Anwendung hat sich das Aconit-Schmerzöl der Firma WALA bewährt.

Augenprobleme

Katarakt

Als Katarakt oder „grauer Star" wird jede Trübung der Linse unabhängig von ihrer Ursache bezeichnet. Die weitaus häufigste Form ist der „Altersstar".

Bei Stoffwechselerkrankungen (Diabetes mell., Hypothreose, Niereninsuffizienz) oder nach Unfällen (Augenverletzungen, Strahlenschäden) kann eine Linsentrübung auftreten. Eine Linsentrübung wurde auch nach intensiver Behandlung mit Glucocorticoiden als Arzneimittelnebenwirkung beobachtet.

Therapeutisch wird die trübe Linse heute meistens operativ entfernt und durch eine Kunststofflinse ersetzt.

Glaukom

Das Glaukom oder der „grüne Star" ist in Europa die häufigste Erblindungsursache. Es handelt sich dabei um eine Erhöhung des Augeninnendrucks aus verschiedenen Ursachen. Der normale Augeninnendruck beim Erwachsenen liegt unter 20 mm Hg.

Ein Glaucomanfall äußert sich häufig wie folgt:

- Der Patient sieht Nebel oder Regenbogenfarben.
- Er hat starke Kopfschmerzen mit Übelkeit bis zum Erbrechen (Vagusreiz).
- Das Auge tastet sich „steinhart".
- Die Bindehaut ist meistens „feuerrot".
- Die Pupille ist lichtstarr.

Diesen Patienten sollten sie unverzüglich einer Augenklinik zuführen. So kann möglicherweise das Sehvermögen erhalten bleiben.
Es ist wichtig, auch den Blutdruck zu beobachten, da der Augendruck oftmals mit dem Blutdruck synchron geht. Auch eine psychische „Übererregtheit" kann einen erhöhten Augendruck fördern.

Ohrenprobleme

Schwerhörigkeit und Ohrgeräusche

Die **Schwerhörigkeit** ist ein Problem, das wohl die meisten älteren Menschen mehr oder weniger stark betrifft.

Die altersbedingte Schwerhörigkeit tritt in der Regel langsam auf.

Jeder plötzliche Verlust der Gehörs, ob mit Störgeräuschen (Pfeifen, Rauschen) oder nicht, ist eine Notfallsituation, die unverzüglich einer Fachklinik zugeführt werden sollte.

Oftmals ist die Ursache für das akute Nachlassen des Hörvermögens jedoch nur ein Pfropf aus verhärtetem Cerumen („Ohrenschmalz") im Gehörgang, der z.B. nach dem Baden aufgequollen ist und so den Gehörgang verschließt.

Manchmal liegt aber auch ein **„Hörsturz"** vor. In diesem Fall muss dringend die Durchblutung des Ohrs und des Gehirns verbessert werden. Eine mehrtägige Infusionstherapie ist meist unumgänglich.

Ohrgeräusche treten auch als Begleiter verschiedener Krankheiten auf. Sowohl zu hoher als zu niedriger Blutdruck, eine Anämie, eine Vergiftung (Salizylsäure, Alkohol, Nikotin, Coffein, Kohlenmonoxid), ein Gehirntumor, eine Irritation der Halswirbelsäule aber auch Hysterie kann mit Ohrgeräuschen verbunden sein.

Wenn die vorstehenden Ursachen ausgeschlossen werden können, dann kann mit einer naturheilkundlichen Therapie sehr wohl eine Verbesserung erzielt werden. Die naturheilkundliche Therapie zielt einerseits auf eine Entgiftung (S. 143 ff), andererseits auf eine Verbesserung der Gehirndurchblutung (Gingko-Präparate) und damit auch des Innenohrs ab.

Die ansteigenden Schiele Fußbäder (siehe Fußnote S. 17) haben schon oft eine Verbesserung der Gehirndurchblutung und damit auch des Gehörs gebracht. Zusätzlich normalisiert sich meistens der Blutdruck.

Durchblutungsstörungen von Gehirn und Herz

Die **Gehirndurchblutung** ist bei vielen älteren Menschen eingeschränkt. Die ersten Zeichen einer zerebralen Durchblutungsstörung sind Gedächtnislücken und das Suchen nach vertrauten Begriffen.

Mit dem Gehirn ist es jedoch wie mit einem Muskel. Wenn es nicht laufend trainiert wird, dann verkümmert es. Somit macht es durchaus Sinn, ältere Menschen mit Spielen, Kreuzworträtseln und anderen Denkübungen zu beschäftigen.

Wenn plötzlich eine vorher nie beobachtete Denkhemmung, Kopfschmerzen, Übelkeit, Erbrechen, eventuell eine halbseitige Lähmung oder Bewusstlosigkeit auftreten, dann liegt der Verdacht auf eine akute Gehirndurchblutungsstörung (**TIA** = transitorische ischämische Attacke) nahe. Ist der Patient gestürzt, könnte auch eine intracranielle Blutung vorliegen.

Hier liegt eine Notfallsituation vor, die dringend nach den Regeln der Notfallmedizin versorgt werden muss.. Setzen sie unverzüglich einen entsprechenden Notruf (Notruf 112) ab. Wenn möglich, geben sie dem Patienten in der Zwischenzeit Sauerstoff (ca. 4 Liter/ Minute).

Wenn der Zustand nicht so dramatisch erscheint, dann könnte man eine Entsäuerung versuchen. Voraussetzung ist natürlich, dass der Patient ansprechbar ist und noch trinken kann.

Geben Sie dem Patienten in diesem Fall

2 gehäufte Teelöffel Natrium bicarbonat, aufgelöst in ½ Liter lauwarmes Wasser.

Der Patient soll diese Lösung möglichst vollständig trinken. Ich habe es mehrfach erlebt, dass sich die Katastrophe in einem großen Rülpser und einer anschließenden Harnflut aufgelöst hat.

Dem **Myocardinfarkt** und dem **Schlaganfall** (apoplektischer Insult oder TIA) liegen pathophysiologisch ähnliche Ursachen zugrunde. In beiden Fällen handelt es sich um eine akute Minderdurchblutung sehr sauerstoffbedürftiger Organe.

Als Ursache werden verschiedene pathophysiologische Modelle diskutiert. Biologisch am logischsten erscheint mir die „Übersäuerungstheorie"[16, 17].

Hieraus leiten sich folgende Empfehlungen für die Nachbehandlung ab:

- 2-mal pro Jahr für jeweils 4 Wochen eine alkalisierende Ernährung, das heißt überwiegend pflanzlich und möglichst eiweissarm.
- Gewicht reduzieren
- Den Stuhl weich halten, damit starkes pressen auf der Toilette vermieden wird.
- Blut verdünnen, das bedeutet in erster Linie mehr trinken
- Ausreichend Bewegung
- Vermeiden von Präparaten, welche Säure bilden. Hier sind Cortison, Antibiotika, Östrogen und vor allem ASS (Acetyl-Salizyl-Säure) zu nennen.
- Jeder Mensch muss lernen los zu lassen. Keiner ist unersetzlich. Nicht abgebauter Stress am Arbeitsplatz und in der Familie wirkt lange nach und kann als Auslöser für viele gesundheitliche Störungen wirken.

Da es sich um eine Durchblutungsstörung handelt, kann mit den ansteigenden Schiele-Fussbädern (siehe Fussnote S. 17) ebenfalls sehr viel Gutes bewirkt werden. Gleichzeitig wird über die Verbesserung der Nierendurchblutung vermehrt Säure ausgeschieden.

Homöopathisch kommen nach einer TIA oder einem apoplektischem Insult häufig folgende Mittel zum Einsatz:

Arnica, Causticum, Cuprum met., Gelsemium, Lachesis

Arnika ist dabei ein Sofortmittel, das man auch auf Verdacht unverzüglich geben sollte. Die Potenz ist dabei nicht so entscheidend, bewährt hat sich jedoch C12 oder höher.

---

16 Siehe Report Naturheilkunde, 4 / 2001, S. 19 ff, Jean-Claude Alix, Herzinfarkt durch Übersäuerung

17 Sehr gut kann man auch mit alkalischen Vollbädern entsäuern, die man kurmässig anwendet. Hersteller: pH-cosmetics, Kampstrase 53, 48301 Nottuln, Tel. 02502 – 22 18 52

Appetitmangel

Appetitmangel muss man zunächst von der Eigenheit mancher Leute abgrenzen, die einfach bestimmte Speisen mit der Begründung „Ich habe keinen Hunger ..." ablehnen. Es macht jedoch wenig Sinn, wenn man einen älteren Menschen zu einer bestimmten Ernährungsweise umerziehen will. Wer sich sein ganzes Leben von Schweinebraten und Knödel ernährt hat, der wird im Alter wohl kaum ein Vegetarier werden.

Trotzdem gibt es einige allgemeine Empfehlungen, die sinnvoll angewandt sehr nützlich sind.

- Die Nahrung soll abwechslungsreich sein.
  Das bedeutet, dass zum Essen Salate und Obst gehören sollten. Zu viel Salz wird meistens abgelehnt. Gewürze sind sehr wertvoll, da sie die Verdauungsdrüsen anregen.
- Wenn jemand das möchte, ist gegen einen kleinen Aperitif (Bitterstoffe) vor dem Essen (Portwein, Ouzo, Campari, Pernot oder ähnliches) nichts einzuwenden.
- Morgens eine Tasse Bohnenkaffee erspart manches Herzmittel und schmeckt besser als eine Tablette. Auch das Gläschen Rotwein am Abend oder das Glas Bier zum Essen ist nicht verkehrt. Das Problem entsteht immer nur aus dem Missbrauch niemals aus dem vernünftigen Gebrauch.
- Die Menge sollte nicht zu groß sein.
  Ältere Menschen können nicht mehr so große Portionen essen. Sie sind schneller satt und die Verdauungsdrüsen haben nicht mehr die frühere Leistungsfähigkeit. Daher sind mehrere kleine Mahlzeiten wertvoller als einmal am Tage eine Riesenportion.
- Ausreichend Wasser trinken ist wichtig. Die Trinkmenge ist ausreichend, wenn täglich mindestens 2 Liter Harn produziert werden.
- Die Art der Nahrungsaufnahme.
  Das Essen sollte gut gekaut werden. Da viele ältere Menschen Zahnprothesen tragen, muss der Sitz der Prothese überwacht werden.
  Auch die falschen Zähne müssen regelmäßig gereinigt werden.

Insgesamt soll das Essen Freude machen, denn Lebensfreude ist wichtiger als das Einhalten von starren Prinzipien.

Natürlich kann ein plötzlich auftretender Appetitmangel auf eine Erkrankung hinweisen. An folgende Krankheiten sollte man denken:

- Gastritis, Ulcus,
- Carcinome jeder Art und Lokalisation,
- Würmer,
- Herzinsuffizienz,
- Lebererkrankungen jeder Art,

- bei Diabetikern: Zeichen eines Präkomas,
- chronische Intoxikation vor allem mit Digitalis, Kaffee, Tabak, Opiaten und anderen Schmerzmitteln,
- Schmerzen, Psychopathien und Psychosen,
- psychische Belastung durch Milieuwechsel (z. B. Klinikeinweisung)

Boger empfiehlt im Ergänzungsregister bei *Appetitmangel* folgende Homöopathika:
China, Ginseng, Nux-vom., Pulsatilla

Neurosen

Die Neurose ist eine psychische **Verhaltensstörung**. Sie ist nicht angeboren, sondern ist im Laufe des Lebens eines Menschen entstanden. In der Regel liegt keine organische Störung als Ursache vor.

Der Neurotiker kann seine Verhaltensstörungen nicht kontrollieren, er ist sich jedoch seines Leidens bzw. Fehlverhaltens bewusst und ist fähig, die Ursachen zu ergründen.

Als **Kriterium** zur Abgrenzung von der Psychose gilt unter anderem auch, dass der Neurotiker seine Probleme als in ihm selbst liegend erkennen kann und dies akzeptiert. Der Psychotiker dagegen kann im akuten Fall seine innere Situation (z. B. „Stimmen hören") nicht erkennen oder realisieren.

Da die neurotische Störung unterschiedlich schwer auftritt, benötigen nicht alle Patienten eine Behandlung.

Hysterie

Der Hysteriker will durch eine zielgerichtete Krankheitsdarstellung z. B. Toben, Schreien, Bewusstlosigkeit mit gebärdenreichem Ausdrucksverhalten usw. irgend etwas erreichen. Umgangssprachlich ausgedrückt: „Er veranstaltet eine Show".

Der hysterische Anfall ist also zielgerichtet und soll das Publikum beeindrucken.

Wenn das Publikum fehlt oder das Ziel erreicht ist, dann endet der Anfall. Diagnostisch ist interessant, dass der Hysteriker seine Symptomatik aufgibt, sobald er als „organisch krank" bezeichnet wird.

Der Hysteriker verletzt sich selten bei seiner Darstellung.

Therapie

Psychotherapie

Eine Psychotherapie sollte in der Regel von einem geschulten Therapeuten durchgeführt werden. Allerdings stillt für einige Patienten bereits eine homöopathische Fallaufnahme alle Bedürfnisse nach Aufmerksamkeit und Anteilnahme.

Anders formuliert: Wesentlicher Bestandteil jeder Psychotherapie ist gutes aktives Zuhören und echte, ehrliche Anteilnahme.

Homöopathie

Boger empfiehlt unter der Rubrik „Gemüt" Stichwort *Hysterie* folgende Mittel:

> **Asa foetida**, **Aurum**, **Conium**, **IGNATIA**, Moschus, **Nux-moschata**, **Nux-vomica**, Pulsatilla, **Sulfur**, **Valeriana**

Hypochondrie

Der Hypochonder ist krankhaft um seine Gesundheit und um seinen Körper besorgt. Übertriebene Selbstbeobachtung und Angst vor einer bestimmten Krankheit (z. B. Krebsangst) lassen ihn zum nervenaufreibenden Dauergast in der medizinischen Praxis werden.

Die Symptomatik der vermuteten Krankheit wird immer wieder angstvoll geschildert. Er ist oftmals in der Lage seine Symptome in der medizinischen Fachsprache korrekt zu schildern, da er über eine umfangreiche medizinische Fachbibliothek verfügt oder laufend im Internet über seine Krankheit recherchiert.

Die klinische oder labortechnische Überprüfung ergibt jedoch keine Anhaltspunkte für die befürchtete Erkrankung.

Therapie

Psychotherapie

Siehe oben

Homöopathie

Boger schlägt unter der Rubrik „Gemüt", Stichwort *Hypochondrie* folgende Mittel vor:

> Arsen, **AURUM**, Conium, Ignatia, **Natrium-carb.**, Natrium-mur., **NUX-VOM.**, Platina, **PULSATILLA**, **Sepia**, Stannum, **Sulfur**, Valeriana

Weiter empfiehlt er unter der Rubrik „Gemüt“, Stichwort *Krankheit, Furcht vor ...* die nachfolgend genannten Mittel. Dabei ist diese Furcht realer als die unter *Hypochondrie* gemeinte Furcht.

Arnica, **Calcium-carb.**, **Kalium-carb.**, **Lac-canina**, **Lilium-tigr.**, Nux-vom., **Phosphor**, Selen

Angstneurosen und Phobien

Neurotische Störungen sind meistens von Ängsten und Befürchtungen begleitet. Besteht die Symptomatik ausschließlich aus Ängsten, dann spricht man von einer Angstneurose oder Angststörung.

Die **Angststörung**
ist in der Regel diffus und unbestimmt. Das Objekt der Angst kann nicht genau beschrieben werden. Es ist also eher ein hemmendes Gefühl der Unsicherheit.

Eine **Phobie**[18]
ist objekt- oder situationsbezogen. Der Patient kann genau angeben, wo, wann und in welcher Situation seine Furcht auftritt. So ist in der homöopathischen Sprache die „Prüfungsangst“ eine Phobie, eine „Furcht vor Prüfungen“, gegen die nach Boger, Rubrik „Gemüt“ **Argentum-nitr.**, Arnica und **Gelsemium** mit Erfolg verwendet werden.

Treten die Ängste stark und anfallsartig auf, dann spricht man auch von **Panikattacken**.

Angst und Furcht setzen sich aus körperlichen und psychischen Erscheinungen zusammen.

Körperliche Symptome

Trockene Kehle, Versagen der Stimme, Zittern, Schweißausbruch, Sehstörungen, Tinnitus, Durchfall, Harndrang, Herzklopfen, Hyperventilation[19] usw.

Psychische Symptome

Gefühl der Enge oder der Bedrängnis, Aufgeregtheit, Zittern, Schwitzen, Luftmangel

---

18 Phobie → griechisch Phobos → Furcht

19 Eine Hyperventilation kann sich bis zur „Hyperventilationstetanie“ steigern. Dieses Krankheitsbild zeichnet sich durch Atemnot, Muskelkrämpfe und gelegentlich durch Bewusstlosigkeit aus. Eine schnelle Erste-Hilfe-Maßnahme ist in diesem Fall das „Rückatmen“ aus einer Plastiktüte. Der Patient soll dabei die Tüte selbst vor Mund und Nase halten.

Formen der Furcht (Phobien)

Agoraphobie (Platzangst)	kann keine breiten Straßen oder große Plätze überqueren
Klaustrophobie (Raumangst)	Furcht in engen Räumen z. B. Fahrstuhl, Flugzeug
Akrophobie (Höhenangst)	kann nicht von hohen Orten (Turm, hohes Gebäude) hinab blicken ohne Schwindel, Übelkeit oder Kreislaufreaktion
Zoophobie (Arachnophobie)	Furcht vor Tieren z. B. Spinnen[20]

Therapie

Psychotherapie
Siehe S. 24

Homöopathie
Boger empfiehlt unter der Rubrik „Gemüt", Stichwort *Furcht, Angst, Schreck etc.* folgende Mittel:

> **ACONITUM**, Argentum-nitr., **ARSEN**, Borax, Bryonia, **Calcium-carb.**, **Carbo-veg.**, Gelsemium, Graphites, Hyoscyamus, **Ignatia**, Lycopodium, Natrium-mur., Nitricum-acid., **Nux-vom.**, **Opium**, **PHOSPHOR**, **Pulsatilla**, Rhus-tox., Spongia, Stramonium, Sulfur, **Veratrum-alb.**

Falls man mit Homöopathie noch nicht so viel Erfahrung hat, ist man in der Akutsituation mit einer Gabe Aconitum C30 meistens gut beraten.
Die **Notfalltropfen** (Remedium Rescue der Bach-Blüten-Serie) sind auch im Rettungsdienst oft sehr hilfreich. Man verabreicht in der Regel 3 bis 5 Tropfen pro Gabe. Die Gaben können wiederholt werden.

Akupunktur
Die Angst oder krankhafte Furcht ist der Niere zugeordnet. Kapitel 39 der „Reinen Fragen" sagt:

> *Angst leert die Essenz und blockierte den oberen Erwärmer. Dadurch steigt das Qi zum unteren Erwärmer hinab.*

So erklärt sich auch Einnässen, Durchfall, Herzklopfen bei Angst bzw. Furcht.

[20] Arachno … phobie → griechisch Arachni … Spinne, Phobos … Angst, Furcht

Der Zustimmungspunkt der Niere Bl 23, Shenshu ist ein Hauptpunkt gegen Ängste. Meistens wird mit Moxa hier ein besseres Ergebnis als mit der Nadel erzielt. Auch ein allgemeiner Energieausgleich mit Di 4, Hegu und Le 3, Taichong ist oft sehr nützlich.

Zwangsneurosen

Bei einer Zwangsneurose wiederholen sich die gleichen Denkinhalte, Handlungsimpulse oder Handlungen immer wieder und können nicht unterdrückt werden („endless loop"). Der Patient sieht ein, dass das Ganze unsinnig ist, kann sich aber dagegen nicht wehren. Kennzeichnend ist die panikartige Angst, die sich einstellt, wenn dem Impuls nicht gefolgt wird.

Man unterscheidet Zwangshandlungen, Zwangsvorstellungen und Zwangsimpulse.

Zwangshandlungen

Der Patient muss gewisse Handlungen immer wieder durchführen und er kann sich dagegen nicht wehren.

Beispiele

- *Zählzwang:* Alles, was sich als bestimmbare Menge darstellen lässt, wird gezählt oder addiert z. B. Pflastersteine, Telefonnummern, Geburtsdaten, anwesende Personen usw.
- *Waschzwang:* Der Patient muss sich dauernd die Hände waschen. Unterlässt er dies oder ist es ihm nicht möglich, stellt sich panikartige Angst (z. B. vor Krankheiten, vor Bakterien) ein.

Zwangsvorstellungen

Der Patient leidet unter der Vorstellung, dass er z. B. von einem Auto überfahren oder von einem Hund gebissen werden oder dass seinen Angehörigen etwas Schlimmes passieren könnte. Häufig ist auch die Zwangsvorstellung, dass vergessen wurde, die Fenster zu schließen, die Tür zu versperren oder den Elektroherd abzuschalten.

Zwangsimpulse

Hier kommt es immer wieder zu Denkimpulsen, die den Betroffenen veranlassen, etwas Verbotenes, Aggressives oder Obszönes zu sagen oder zu tun.

Ein bekanntes Zwangsverhalten ist die **Koprolalie**[21] beim Tourette-Syndrom. Die Betroffenen sagen plötzlich ohne erkennbaren Grund oder Zweck obszöne Wörter meistens aus dem Wortschatz der Fäkalsprache.

Therapie

Psychotherapie

Siehe S. 24

Homöopathie

Boger gibt in der Rubrik „Allgemeines", Stichwort ... *Wahrnehmung verändert* ... folgende Mittel an:

> Aconit, Argentum-nitr., **Arsen**, Barium-carb., **BELLADONNA**, Calcium-carb., **Cannabis**, **HYOSCYAMUS**, Kalium-bromatum, Lac-canina, Lachesis, Mercurius, Nux-mosch., **Opium**, Phospor, Phosphor-acid., Platina, **STRAMONIUM**, Sulfur, Veratrum-alb.

Akupunktur

Bei Zwängen kann ein Ausgleich mit Di 4, Hegu und Le 3, Taichong versucht werden. Busse empfiehlt die Punkte LG 15, Yamen und Bl 39, Weiyang. Nach Deadman gelten für diese Punkte folgende Indikationen:

- LG 15, Yamen → Stimmverlust, Manie-Depression, Bewusstseinsverlust, Yang-Hitze
- Bl 39, Weiyang → unwillkürliche Erektion mit erschwertem Wasserlassen, harmonisiert den Sanjiao (3E)

[21] Kopro-lalie → griechisch: Kopros ... Mist, Kot + Lalo ... sprechen, sagen

Psychosen

Kretschmer'sche Typenlehre

Die Einteilung der körperlichen Konstitutionstypen geht auf den Psychiater Ernst Kretschmer in den 1920-er Jahren zurück. Bei der Beobachtung seiner Patienten bemerkte er einen Zusammenhang zwischen „Körperbau" und der Veranlagung (Disposition) für bestimmte psychische Erkrankungen.

Beschreibung der Typen

Pykniker

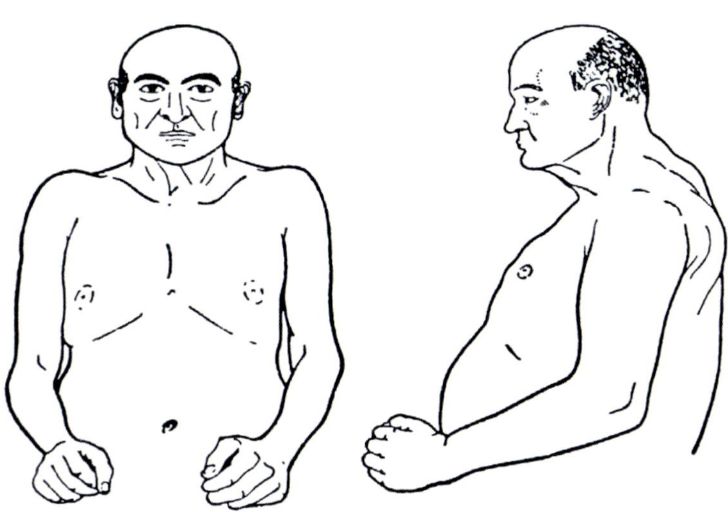

Aus Kretschmer„Körperbau und Charakter"

Der Pykniker ist rundlich gebaut. Er ist meist mit einem deutlichen Bauch und rundlichem Gesicht ausgestattet, hat eher dünne Gliedmaßen und setzt stärker Fett an. Ein typisches Beispiel wäre Winston Churchill.

Generell gilt er als gemütlich, gesellig und erträglich. Er isst gern und lässt den Dingen ihren Lauf. Allerdings schwankt seine Stimmung und er ist anfällig für trübe, missmutige Gedanken.

Der psychisch kranke Pykniker ist häufig **manisch-depressiv**. In diesem Fall wechseln sich bei dem Patienten Phasen extremer Energie und überstürzter Aktivität mit Phasen starker Antriebshemmung und Niedergeschlagenheit ab.

Athletiker

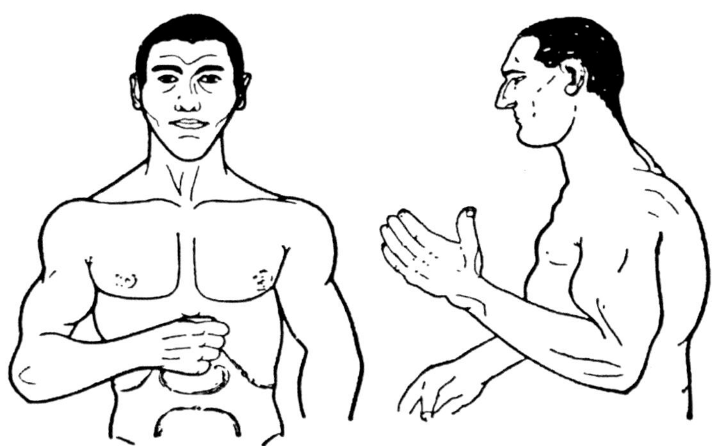

Aus Kretschmer „Körperbau und Charakter"

Der Athletiker ist geprägt durch einen kräftigen, muskelbetonten und leicht untersetzten Körperbau. Er ist sportlich und hat eine gute körperliche Ausdauer.

Sein Temperament ist eher anhänglich, wenig innovativ, aber stark und durchsetzungsfähig. Er ist leicht zu überrumpeln und durchdenkt Dinge weniger intensiv als beispielsweise ein Leptosomer.

Der psychisch kranke Athletiker neigt zur **Epilepsie**. Er neigt zu Krämpfen, zu Phasen vollkommener körperlicher Starrheit oder zu geistiger Abwesenheit.

Leptosome

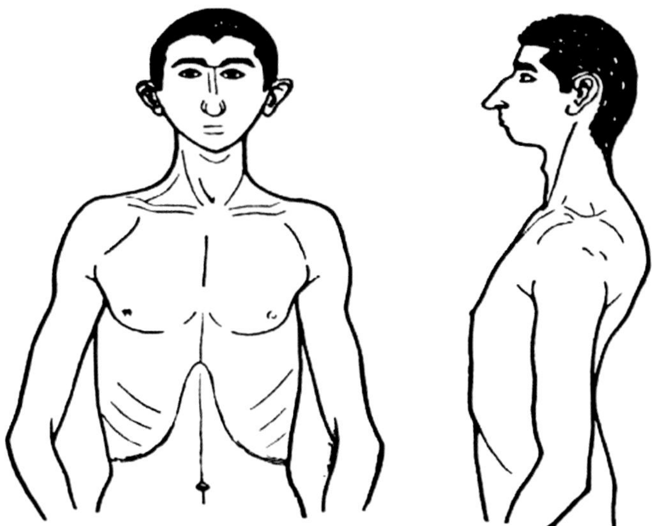

Aus Kretschmer „Körperbau und Charakter"

Der Leptosome ist im Körperbau hager, sehnig, hat relativ dünne Gliedmaßen, einen eher kleinen Kopf, einen flachen Bauch und eine flache Brust (schmalbrüstig). Er wirkt knochig, setzt wenig Körperfett an, ist eher drahtig.

Der gesunde Leptosome neigt zu abstraktem Denken, befasst sich mit Details, denkt viel nach. Er ist eher ein „Kopfmensch".

Der psychisch kranke Leptosome neigt zur **Schizophrenie**. Er neigt zu Wahnvorstellungen, unangebrachtem Affekt oder bizarren Vorstellungs- und Bewegungsmustern.

Der dysplastische Typ

Diese Menschen sind durch die Disharmonie ihres Hormonsystems gekennzeichnet. Die Ausprägung ist je nach Störung des entsprechenden endokrinen Regelkreises unterschiedlich. So treten beispielsweise eunuchoider Hochwuchs, hypophysärer Zwergenwuchs bis hin zur angeborenen Idiotie auf.

Die Krankheitsveranlagung ist durch die Störung eines oder mehrerer hormoneller Regelkreise vorgegeben.

Bipolare affektive Störung

Die bipolare affektive Störung wurde früher als „manisch-depressive" Erkrankung oder „Cyclothymie" bezeichnet. Sie ist eine relativ häufige Psychose (Lebenszeitrisiko 1 bis 1,6 %). Die meisten Patienten (ca. 75 %) erkranken vor ihrem 25. Lebensjahr.[22] Die bipolare Störung ist durch abnorme Verstimmungen gekennzeichnet. Eine depressive Phase mit reduziertem Antrieb wechselt sich mit einer manischen Phase mit übersteigertem Antrieb ab. Frauen erkranken häufiger an Depression, Männer häufiger an Manie. Im Gegensatz zu anderen Psychosen kann die bipolare Störung vollständig ausheilen.

Krankheitsauslösende Faktoren

Lebensumstände
Stress und Schlafmangel begünstigen jede psychische Erkrankung, weil sie den Menschen aus seiner stabilen „Mitte" bringen.

Ernährung
Harnsäure stimuliert das Gehirn und ist entscheidend für den Antrieb eines Menschen. Daher sollte bei einer Depression der **Harnsäurespiegel** nicht unter 3,6 mg %[23] sein. Harnsäure lässt sich über die Ernährung mit Steak, Leber, Kaviar und Kalbsknochenbrühe aufbauen.

Unterernährung ist genauso wie Überernährung psychisch destabilisierend.

Drogen
Koffein, Alkohol, Tabak und andere Drogen wirken sich bei der bipolaren Störung ungünstig aus. Eine Wechselwirkung der Drogen mit den ärztlich verordneten Psychopharmaka kann nie ausgeschlossen werden.

- **Koffein**
  wirkt sich ungünstig auf die Schlafdauer aus, fördert Nervosität und Unruhe. Betroffene könnten so eine Manie auslösen.
- **Alkohol**
  wirkt sich negativ auf Schlaftiefe und Schlafdauer aus und wirkt enthemmend, was einer Manieprophylaxe entgegensteht. Auf der anderen Seite verstärkt Alkohol eine Depression.

---

22 https://de.wikipedia.org/wiki/Bipolare_Störung/Epidemiologie (letzter Aufruf 08.12.2017)

23 mg% bedeutet Milligramm pro 100 Milliliter

- **Cannabis (Marihuana)**
  wird von einigen Betroffenen als Eigenmedikation angewandt. Trotz der möglicherweise positiven Effekte sollte nicht vergessen werden, dass gerade Zurückgezogenheit und Trägheit als Merkmale einer Depression sowie Verfolgungswahn (Paranoia) als Merkmal einer Manie durch Marihuana um ein Vielfaches gesteigert werden können.
- **Kokain**
  kann ebenfalls Manien auszulösen. Es gibt Verhaltensähnlichkeiten zwischen einem Maniker und einer Person, die Kokain als Rauschdroge gebraucht.
- **Amphetamin (Speed)**
  kann in seinem Wirkungsverlauf sowohl manische Symptome auf dem Höhepunkt des Trips als auch depressive Muster beim Nachlassen der Euphorie auslösen. Amphetamine begünstigen extreme Stimmungsschwankungen, wobei Ruhelosigkeit, Schlafmangel und die eintretende Unsicherheit eine langfristigste Auswirkung auf die Psyche haben.

Begleiterkrankungen

- Bei Erwachsenen ist Alkohol- und Drogenmissbrauch die häufigste Begleiterkrankung.
- Medikamentenmissbrauch tritt vor allem in der postmanischen Phase und den darauf folgenden schweren Depressionen auf.
- Panik- und Persönlichkeitsstörungen (Misstrauen, Rückzug, Kontrollsucht, Pedanterie usw.) kann in jeder Phase der Erkrankung auftreten.

Depression

Eine Depression oder Melancholie kann als Reaktion auf äußere Ereignisse spontan entstehen. Man sollte jedoch nicht jeden Zustand von Erschöpfung, Antriebsschwäche oder Traurigkeit vorschnell und leichtfertig als „Depression" bezeichnen.

In jedem Fall ist vor der Konsultation eines Psychiaters eine genaue internistische Abklärung erforderlich. Frauen sollten außerdem einen guten Gynäkologen (Hormonspezialist!) konsultieren. Ein Psychiater oder Psychotherapeut sollte wirklich die letzte Station sein.

Die exogene Depression

Als „exogen" bezeichnet man eine Depression, wenn die Reaktion des Kranken für seine Mitmenschen nachvollziehbar, somit einsehbar und verständlich ist.

Reaktion auf äußere Geschehnisse

- Wenn eine Mutter ihr Kind durch einen Unfall verliert und sie aus ihrer Trauer nicht mehr herausfindet, dann ist dies für die meisten Menschen nachvollziehbar.
- Wenn jemand nach langer Arbeitslosigkeit immer wieder Absagen bekommt, dann ist es einsehbar, dass sein Selbstwertgefühl darunter leidet und er sich als Versager fühlt. Dass vielleicht seine eigene Gehemmtheit, unkluges Verhalten oder unrealistische Erwartungen den aktuellen Zustand mit verursacht haben, kann er in seiner Lage nicht erkennen.
- Das Burn-Out-Syndrom (Überforderungssyndrom) kann als leichte Form einer exogenen Depression betrachtet werden.

Körperlich schließen sich an die psychischen Probleme oft Magen-Darm-Störungen, Gallenkoliken und chronische Kopfschmerzen an.

Therapie

Psychotherapie

Siehe S. 24

Homöopathie

Boger rät unter der Rubrik „Gemüt", Stichwort *Traurigkeit, Niedergeschlagenheit, Schwermut* zu folgenden Mitteln:

Aconit, **Arsen**, **AURUM**, **Carbo-animalis**, China, **Graphites**, **IGNATIA**, Lachesis, Lycopodium, **Natrium-carb.**, **NATRIUM-MUR.**, **Nitricum-acid.**, **Psorinum**, **PULSATILLA**, **Stannum**, Sulfur, Syphillinum

Akupunktur

Generell kann ein Ausgleich mit Di 4, Hegu und Le 3, Taichong versucht werden. Die weitere Vorgehensweise ergibt sich aus der Begleitsymptomatik.

Die endogene Depression

Als „endogen" bezeichnet man eine Depression, die weitgehend unabhängig von äußeren Belastungen auftritt. Sie wird gelegentlich auch als „Majordepression" bezeichnet.

Folgende Fragen können zur Diagnose führen bzw. die Diagnose sichern:

Basisfragen

- Fällt es Ihnen schwer, sich zu beschäftigen? (wenig Antrieb, schlechte Konzentration)[24]
- Spüren Sie etwas in ihrem Körper? (seelischer Druck)
- Geht es ihnen morgens schlechter als abends?
- Haben sie Schlafstörungen?
- Ist ihre Lebensfreude reduziert bzw. denken Sie an Suizid?
- Grübeln sie? (z. B. Krebsangst, Angst vor Verarmung)
- Fällt es ihnen schwer, Entscheidungen zu treffen?

Zusatzfragen

- Hatten Sie in letzter Zeit Gewichtsverlust?
- Nimmt Ihr Appetit ab?
- Leiden Sie unter Obstipation?
- Sind Libido und Koitusfrequenz niedriger als früher?
- Hatten Sie schon früher einmal ähnliche Beschwerden?
- Waren Sie früher überaktiv?
- Haben Sie das Gefühl wertlos zu sein, an allem Schuld zu sein?
- Gibt es psychische Erkrankungen oder Selbstmorde in Ihrer Familie?

Therapie

Psychotherapie

Siehe S. 24

Medikamentös

- **Vitamin C** in hoher Dosierung (Infusion, 7,5 bis 15 g 2- bis 3-mal pro Woche)[25]
- **Hypericum**
  (Vorsicht: Hypericum sensibilisiert gegen Sonnenlicht und kann die Wirkung der „Anti-Baby-Pille" aufheben, siehe auch Serotoninsyndrom S. 68)

---

[24] Die Fragen sollten immer offen formuliert werden z. B. „Womit beschäftigen Sie sich gerne? ... Fällt ihnen das jetzt schwerer als früher? ... "

[25] Bei der Vitamin-C-Infusionstherapie sollte man sich an den Erfahrungen der Firma Pascoe orientieren.

- **Bryophyllum-Präparate** (pflanzliches Valium, WELEDA)
- **Lasea** (= Lavendelöl-Kapseln, Hersteller Schwabe[26])
- **L-Tryptophan**, 3- bis 4-mal tägl. 2 Tabl. (1 Tabl. = 500 mg)

Schüsslersche Biochemie in der depressiven Phase

- **Lithium** (Schüssler Salz Nr.16, Lithium chloratum D6, 3- bis 5-mal tägl. 2 Tabl.)
- **Nr. 2, Calcium phos. D6 + Nr. 5, Kalium phos. D6 und eventuell Nr. 10, Natrium sulf. D6,** im täglichen Wechsel je 2-mal tägl. 2 Tabl.

Eine Depression kann mit Licht, am besten mit natürlichem **Sonnenlicht**[27], gebessert werden. Kalium sulf. (Schüsslermittel Nr. 4) und Natrium sulf. (Schüsslermittel Nr. 10) verbessern die Lichtaufnahme.

Homöopathie

Boger empfiehlt unter der Rubrik „Gemüt", Stichwort *Traurigkeit, Niedergeschlagenheit, Schwermut* folgende Mittel:

> Aconit, **Arsen**, **AURUM**, **Carbo-animalis**, China, **Graphites**, **IGNATIA**, Lachesis, Lycopodium, **Natrium-carb.**, **NATRIUM-MUR.**, **Nitricum-acid.**, **Psorinum**, **PULSATILLA**, **Stannum**, Sulfur, Sypillinum

Akupunktur

In der TCM können die Begriffe „Trauer" und „Depression" weitgehend synonym benutzt werden.

Die **Trauer** ist der Lunge zugeordnet, jedoch werden sowohl Herz als auch Lunge beeinträchtigt. Die „Reinen Fragen[28]" sagen hierzu in Kapitel 39:

> *Trauer verkrampft und beunruhigt das Herz. Das Herz drückt dann gegen den Lungenlappen, der Obere Erwärmer wird verlegt, Nähr- und Abwehr-Qi können nicht frei fließen, Hitze sammelt sich an und löst das Qi auf.*

Auf diesem Weg führt Trauer zu einer leisen Stimme, Müdigkeit, Blässe, Dyspnoe, Weinen und zu Druckgefühl im Thorax. Bei Frauen führt die trauer- bzw. grambedingte Lungen-Qi-Schwäche häufig zu Blutmangel und Amenorrhoe.

---

[26] Lavendelöl hat angstlösende, antidepressive, sedierende und spasmolytische Eigenschaften, tgl. 1 Kapsel zu 80 mg Lavendelöl einnehmen.

[27] Sonnenlicht hat meistens eine andere Wellenlänge als das Licht in Solarien.

[28] Die „Reinen Fragen" sind eine Abteilung des „Neijing – Des gelben Kaisers Klassiker der inneren Medizin".

Trauer beinhaltet auch die Emotion der **Reue**. Wenn jemand eine gewisse Tat oder Entscheidung in der Vergangenheit bedauert, wird sein Geist immer wieder in diese Zeit hingezogen.

Maciocia empfiehlt die Punkte
- KS 6 Neiguan, MP 4 Gongsun,
- B 23 Shenshu, B 52 Zhishi, und Bl 47 Hunmen stärken Willenskraft und Antrieb. Sie wirken auch sehr gut bei geistiger Erschöpfung.

Manie

Die Manie ist das spiegelverkehrte Bild der Depression. Während der depressive Patient gehemmt und gebremst erscheint, wirkt der manische Patient auf seine Umwelt ungebremst und überdreht.
Nach einer Phase eines noch normal erscheinenden Tatendrangs gleitet der Patient immer mehr in seine Überaktivität hinein. Seine beängstigende Unruhe und Schlaflosigkeit führen zur vollständigen Erschöpfung. Dies kann der Patient jedoch nicht einsehen, er fühlt sich ausgezeichnet und hat eine Fülle von Plänen. In Wirklichkeit stiftet er jedoch nur Verwirrung und gefährdet möglicherweise sich selbst und seine Umwelt.
Leichtere manische Schübe nennt man hypomanisch. Der im Normalzustand ruhige Patient hat eine aktivere Phase. Er ist in diesem Zeitabschnitt meistens ziemlich unproduktiv, jedoch fällt er durch eine ungewöhnlich heitere Ausgelassenheit auf.
Die manische Phase kann Tage, Wochen manchmal auch viele Monate dauern.

Symptome der voll entwickelten Manie
- heitere Stimmung, gesteigert bis zur Ausgelassenheit
- Antriebssteigerung, hektische Betriebsamkeit bis zum chaotischen Handeln
- Beschleunigung des Denkablaufs
- gesteigertes Interesse für alles
- kurzer und guter Schlaf (springt morgens aus dem Bett)
- positive Zukunftserwartung und positive Rückerinnerung
- große Kontaktfreudigkeit mit erheblich gesteigertem sexuellem Interesse
- keine Schuldgefühle und keine Empathie

Therapie

Medikamente

- **Lithiumpräparate** (hochdosiert)
- **Bryophyllum**-Präparate (pflanzliches Valium, WELEDA)
- **Lasea** (= Lavendelöl-Kapseln)

Schüßlersche Biochemie in der manischen Phase

- Nr. 19, Cuprum ars. D6
- Nr. 16, Lithium chlor. D6
- Nr. 20, Kalium ars.sulf. D6, im Wechsel mit je 2-mal tägl. 2 Tabl. Nr. 21, Zincum Chlor. D6

Homöopathie

Boger zeigt unter der Rubrik „Gemüt", Stichwort *Delirium* folgende Mittel auf:

> **Aconitum**, Agaricus, **BELLADONNA**, **Cuprum**, **Dulcamara**, **HYOSCYAMUS**, Lachesis, Nux-vomica, Opium, STRAMONIUM, **VERATRUM-ALBUM**

Akupunktur

In der Sprache der TCM ist der Begriff „Manie" unbekannt. Eine erweiterte Betrachtung der Emotion „Freude" kann uns jedoch weiterhelfen.
In Kapitel 39 der „Reinen Fragen" kann man lesen:

Freude macht den Geist friedvoll und entspannt,
sie begünstigt das Nähr- und das Abwehr-Qi, sie entspannt und beruhigt das Qi.

In Kapitel 2 kann man aber lesen:

Das Herz kontrolliert die Freude, Freude verletzt das Herz,
Angst kompensiert die Freude.

Mit „Freude" als Krankheitsursache kann somit nicht das gesunde Gefühl der inneren Zufriedenheit gemeint sein sondern ein Zustand übermäßiger Erregung, wie wir ihn bei der Manie vorfinden.
Die wichtigsten pathologischen Muster sind Übererregbarkeit, Schlafstörungen, Unruhe und unablässiges Reden.

Folgende Punkte können in Betracht gezogen werden:

- H 7, Shenmen beruhigt den Geist und nährt das Herz.
- H 6, Yinxi beruhigt den Geist. Er wird vor allem bei Füllemustern eingesetzt.
- H 8, Shaofu und H 9, Shaochong werden bei starker psychischer Unruhe genadelt, ebenso bei Ängstlichkeit und Schlafstörungen.
- Bl 44, Shentang
  Dieser Punkt liegt auf der äußeren Blasenlinie[29] auf der Höhe von Bl 15, Xinshu. Er stärkt und beruhigt den Geist, wenn die Nadel lange (über 15 Minuten) belassen wird.

Ein Ausgleich mit Di 4, Hegu und Le 3, Taichong kann immer versucht werden.

Selbstmordgefährdung bei der bipolaren Störung

Ein Patient mit einer bipolaren Störung ist zu jeder Zeit selbstmordgefährdet. Es gibt jedoch Zeitphasen, in denen eine besondere Gefährdung gegeben ist.

Van den Berg hat einen typischen Krankheitsverlauf grafisch dargestellt:

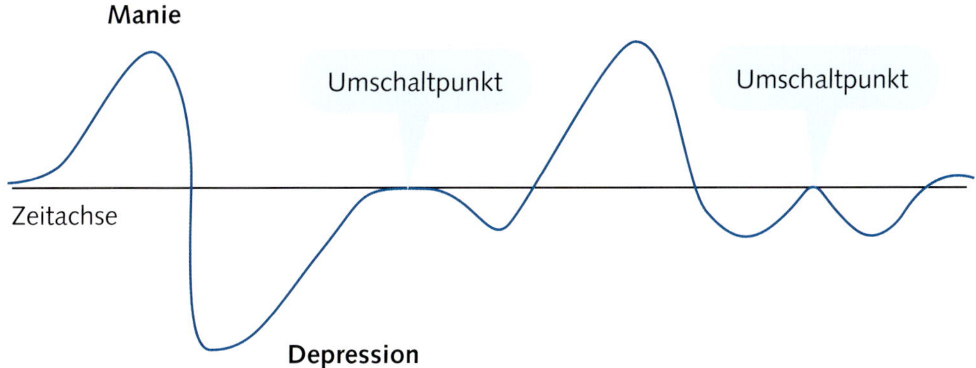

In der tiefen Depression ist der Patient meistens zu schwach, um sein Leben zu beenden, andererseits geht es ihm in der manischen Phase zu gut, um Schluss zu machen.

Ein besonderer Problembereich sind jedoch die **Umschaltphasen**. Wenn der Patient von der depressiven Phase in die Normalphase wechselt, dann kann er erkennen, wie schlecht es ihm eigentlich ergangen ist. Er möchte so etwas nie mehr erleben. Hier ist

[29] Die äußere Blasenlinie ist 3 Cun von der dorsalen Medianen entfernt.

er auch bereits stark genug, um einem Suizidimpuls nachzugeben. Suizide sind in dieser Phase häufig.

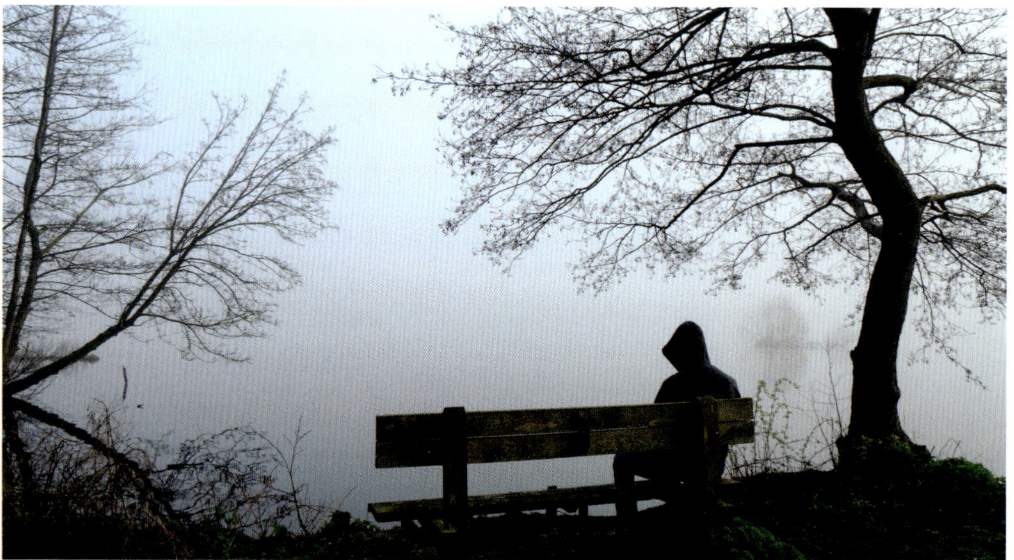

Wenn eine Suizid- oder Morddrohung geäußert wurde, dann muss die Polizei verständigt werden (Notruf 110). Der Patient darf bis zum Eintreffen der Polizei nicht mehr alleine gelassen werden.

Die Polizei bringt den Patienten nach Artikel 10, Absatz 2 des Bayerischen Unterbringungsgesetzes[30] in eine psychiatrische Klinik. Damit ist zunächst keine akute Gefahr mehr gegeben. Die weitere Entscheidung über die Unterbringung hängt vom Verlauf der Erkrankung ab und liegt beim Gericht.

[30] In anderen Bundesländern gelten entsprechende Gesetze.

Die Borderline-Persönlichkeitsstörung

Krankheitsbild

An einer Borderline-Störung erkrankte Menschen schwanken zwischen extremen psychischen Zuständen. Ein ausgeprägtes Gefühl der Zuneigung oder des Aufgehoben-Seins kippt unvermittelt in Vorwürfe der Untreue oder der erlittenen Ungerechtigkeit. Dann wieder steht die Angst im Vordergrund, verlassen zu werden, verbunden mit einer jäh aufbrechenden Wut, die völlig unangemessen wirkt und nicht zu kontrollieren ist. Impulsivität, Selbstverletzung, starke Irritationen der Selbstwahrnehmung und des Selbstvertrauens sind weitere Symptome dieser Erkrankung.

Diese extremen Gefühlsschwankungen und die ausgeprägte Angst, abgelehnt zu werden, führt zu instabilen Beziehungen und sind für den Kranken und für seine Umwelt sehr belastend.

Häufig sind mit diesem Krankheitsbild auch Schlafstörungen oder allgemein formuliert „Rhythmusstörungen" im Tagesverlauf verbunden. Die Patienten sind nachts wach und schlafen am Tag.

Wie erlebt der Kranke seine Krankheit

An einer Borderline-Störung erkrankte Menschen leiden unter der Intensität ihrer Gefühle, denen sie sich hilflos ausgeliefert sehen. Sie können zum Beispiel durch eine kleine, alltägliche und harmlose Bemerkung des Partners hervorgerufen werden.

Der Satz: „Ich habe heute Abend keine Zeit" kann die intensive Angst auslösen, verlassen zu werden. Es ist eine Angst von unvorstellbarer Intensität und Schmerzhaftigkeit. Der Schnitt mit der Rasierklinge in den Arm wird in dieser Situation als erlösende Entspannung wahrgenommen.

Therapie

Diese Patienten sind in der Therapie sehr zeitaufwändig. Man braucht sehr viel Geduld, um zu ihrem Wesenskern durchzudringen.

Grundsätzlich

Da viele dieser Patienten Beziehungsprobleme und eine enorme Angst haben, verlassen zu werden, wollen sie oft unsinnigen Schönheitsidealen entsprechen.

Man sollte also immer auch nach einer „Anorexia nervosa“ und nach dem Missbrauch von Abführmitteln und anderen Medikamenten fahnden.

Borderline-Störung und Suchtproblematik sind oft eng beisammen.

Medikamente

Spagyrik
Die spagyrische Therapie ist darauf ausgerichtet, dass diese Menschen wieder zu einem gesunden, normalen Rhythmus zurückfinden. Daher wird eine rhythmisierende Medikation angewendet.

Nach einer **Ausleitung** (siehe S. 144) ist folgende Medikation sinnvoll:

- Morgens 5 Tropfen Solunat Nr. 2 Aquavit
- mittags und am späten Nachmittag je 5 Tropfen Solunat Nr. 3 Azinat
- abends vor dem schlafen gehen 10 Tropfen Solunat Nr. 4 Cerebretik

Homöopathie
Eine generelle Empfehlung „Borderline“ ist sinnvoll nicht möglich. Die Homöopathie muss sich hier an den individuellen Symptomen orientieren. Im Wesentlichen kommen 3 Boger-Rubriken in Frage:

Die Rubrik „Allgemeines“, Stichwort *Empfindlich ... gegen Kleinigkeiten ...* enthält folgende Mittel:

> **Aconit**, **Ambra**, Arnica, Arsen, Aurum, **BELLADONNA**, **Chamomilla**, **CHINA**, **Coffea**, Colchicum, Cuprum, Ferrum, **Hepar sulf**, **Ignatia**, **LACHESIS**, Magnesium-carb., **Marum-verum**, Mercurius, **Nitricum-acid.**, **NUX VOM.**, **Phospor**, Sepia, **Silicea**, Theridium, Zincum

Die Rubrik „Allgemeines“, Stichwort *Taubheit – Unempfindlich gegen Schmerzen ...* enthält folgende Mittel:

> **ACONIT**, Apis, Arsen, Carbo-veg, Causticum, Chamomilla, **COCCULUS**, **Conium**, Croton-horr, Gelsemium, Glonoinum, **GRAPHITES**, Kalium-carb, **LYCOPODIUM**, Nux mosch., Nux-vom., Oleander, **Opium**, **Phosphor**, **Phosphor acid.**, **Platina**, Plumbum, **PULSATILLA**, **RHUS-TOX**, **Secale corn.**, **Stramonium**, Thuja, Zincum

Die Rubrik „Allgemeines“, Stichwort ... *Wahrnehmung verändert ... enthält* folgende Mittel:

> Argentum nitr., **Arsen**, Barium carb., **BELLADONNA**, Calcium carb., **Cannabis**, **HYOSCYAMUS**, Kalium brom., Lac canina, **Lachesis**, Mercurius, Nux mosch. **Opium**, Phosphor, Phosphor acid., Platina, **STRAMONIUM**, Sulfur, Veratrum alb.

Akupunktur
Diese Patienten pendeln zwischen Extremen hin und her, sie haben ihre „Mitte" verloren. Daher ist es sinnvoll, zunächst einmal auszugleichen, um ihre „Mitte" zu stabilisieren. Dies erreichen wir, wenn wir zunächst Di 4 Hegu und Le 3 Taichong einige Male stechen und dann beobachten, wie sich die Sache entwickelt.
Die weitere Vorgehensweise hängt von der sich dann ergebenden Situation ab.

Schizophrenie

Bei schizophrenen[31] Menschen treten eine Vielzahl von psychischen Störungen auf.
Im allgemeinen geht der Zusammenhang zwischen Denken, Fühlen, Wollen und Handeln verloren.

Häufig ist das sogenannte „Stimmenhören" sowie der Wahn, verfolgt, ausspioniert oder kontrolliert zu werden. Weiterhin kann es zum Gedankenlautwerden, Gedankenentzug oder zur Gedankeneingebung kommen. Anhaltende Halluzinationen jeder Art sind möglich. Durch Gedankenabreißen und Gedankeneinschiebungen kann die Sprache unverständlich werden und es kann zu Wortneuschöpfungen kommen.

Das Denken ist nur in der akuten Krankheitsphase gestört. Die Symptome sind weder auf einen Intelligenzdefekt noch auf eine organische Gehirnerkrankung zurückführen.
In vielen Fällen folgt nach einer ersten Krankheitsphase längere Symptomfreiheit. Danach können in Schüben weitere Krankheitsphasen folgen.

In Europa leidet etwa 1 % der Bevölkerung an Schizophrenie. Das Risiko zu erkranken ist für Männer wie Frauen gleich hoch, wobei Männer offenbar früher erkranken. Bei etwa einem Drittel der Erkrankten bilden sich alle Symptome vollständig zurück, bei ungefähr einem weiteren Drittel kommt es immer wieder zu Krankheitsphasen und beim letzten Drittel der Erkrankten ergibt sich ein chronischer Verlauf, welcher zu einer andauernden Behinderung führt.[32]

Synonyme Begriffe sind Dementia praecox, Hebephrenie, Dementia paranoides oder Spaltungsirrsinn.

---

31 Schizo – phrenie → Spaltungs – Seele (griechisch), Phrenos bedeutet eigentlich im Altgriechischen „Zwerchfell". Die Alten sahen im Zwerchfell den Sitz der Seele.

32 https://de.wikipedia.org/wiki/Schizophrenie (zuletzt aufgerufen 9.12.2017)

Die moderne Chemie hat die Atmosphäre der psychiatrischen Klinik erheblich verändert. Während eine Psychiatrie früher ein Ort sichtbaren Wahnsinns und hörbarer Unruhe war, sind heute Wahn und Unruhe kaum noch wahrnehmbar. An Stelle des lauten Irrsinns ist eine Atmosphäre der Intoxikation getreten. Die Patienten stehen unter dem Einfluss ihrer Medikamente, sind in ihrer Motorik[33] gehemmt, schwitzen stark und erscheinen oft sonderbar abwesend.

Die Patienten leiden jetzt anders als früher. Sie werden nicht mehr angekettet, sondern mit Arzneimitteln gefangen gehalten. Wenn man jedoch die Geschichte der Psychiatrie betrachtet, dann haben nach meinem Empfinden psychisch kranke Menschen in der Vergangenheit wesentlich mehr gelitten als heute.

Besonders die Ergotherapie (z. B. Töpfern, Malen, Musizieren, Pflegen eines Gartens, Theaterspiel, Tanz usw.) hat sich als sehr segensreich und wirkungsvoll erwiesen und wird in der Regel von den Patienten gerne angenommen.

Frühe Symptome der Schizophrenie

Symptome, die der Patient/die Patientin selbst wahrnimmt

- Die Gefühle erkalten.
- Dinge, die bisher vertraut waren, werden fremd.
- Freunde und Bekannte sind ihm nicht mehr so nahe.
- Der Gedankenfluss wird unterbrochen.
  - Hemmung → Das Denken verläuft zäher und mühevoller.
  - Sperrung → Dem Denken wird ein Haltepunkt gesetzt.

Symptome, die der Umwelt auffallen

- Der Patient begeht sonderbare, verrückte Handlungen.
- Er kleidet sich nachlässiger oder übertrieben ordentlich.
- Er bricht Freundschaften kommentarlos ab.
- Er wird religiös fanatisch oder verwirft seinen Glauben.
- Er pflegt plötzlich Umgang mit Prostituierten oder masturbiert exzessiv.
- Er bricht das Studium/die Ausbildung grundlos ab.
- Er begeht einen unverständlichen Diebstahl oder einen Suizidversuch.

[33] Der Gang wirkt staksig, die Arme können nicht mehr durchgestreckt werden, da das Ellenbogengelenk „klemmt".

Das voll entwickelte Krankheitsbild

Affektive Verödung

- Das Gefühlsleben verarmt und verflacht.
- Zwischen ihm und seiner Umwelt entsteht eine Kluft.
- Er versteht keinen Spaß mehr.
- Man kann mit ihm nicht mehr spielen. Er wird durch nichts mehr berührt. Wenn z. B. in der Anstalt Feuer ausbricht, dann bleibt er regungslos stehen und denkt nicht daran, sich in Sicherheit zu bringen oder anderen Menschen zu helfen.

Häufig ist auch eine **Ambivalenz der Gefühle** zu beobachten. Eine Schreckensbotschaft wird mit lautem Lachen quittiert, die Reaktion steht also in einem krassen Missverhältnis zur Realität.

Der Patient ist oft auch nicht mehr zu einem richtigen **Händedruck** fähig. Er gibt nur die Fingerspitzen und übt keinerlei Druck aus. Er schaut den Anderen dabei nicht an, sondern blickt an ihm vorbei oder starr zur Erde.

Ichstörung

Der Patient kann z. B. sagen: „Es denkt in mir" oder „meine Gedanken werden mir fortgenommen".

Denkstörung

Der Schizophrene denkt paralogisch, er ist also „neben der Spur". Folgende Patientenaussage ist bei *van den Berg* dokumentiert.
Auf die Frage „wie fühlen Sie sich heute" kam folgende Antwort:

*„Herrlich diese Grashalme mit den grünen Dolchspitzen für Sauerstoff.
Es sind die Nonnen auf Erden. Grüne Gewänder, denn grün ist frisch,
man kann niemals warm darin werden. Frische Luft, das ist doch alles, nicht wahr?"*

Wahn

Die Wahnideen des Schizophrenen sind für seine Umwelt absolut unverständlich. Die Inhalte sind bizarr und nicht logisch einzuordnen. Meistens leidet er unter Verfolgungswahn, Größenwahn oder ein Beziehungswahn. Oft glaubt der Patient, man schmiede ein Komplott gegen ihn. Er fühlt sich als Mobbing-Opfer.

Beispiel (aus *van den Berg*):

Als ich die Streichholzschachtel auf dem Wasser treiben sah, wusste ich mit Bestimmtheit, dass der Mann, der mir die Zigaretten verkaufte, mich umbringen wollte.

Halluzinationen

Unter Halluzination versteht man „sehen was nicht da ist, hören was niemand hört und fühlen, wo es nichts zu fühlen gibt".

Halluzinationen können in allen Sinnesbereichen auftreten: Sehen, Riechen, Hören, Tasten. Was der Patient in seiner Halluzination sieht oder hört, gehört ihm alleine. Er baut sich seine eigene Welt. Das ist nicht verständlich – wäre es verständlich, dann wäre der Patient nicht schizophren.

Halluzinationen ereignen sich vorwiegend akustisch. Er fühlt sich angesprochen, verbal angegriffen oder aufgefordert irgendetwas zu tun. Er fühlt in sich „man spricht über mich".

Störung des Zeiterlebens

Die Zeit fließt nicht mehr. Manchmal steht die Zeit für ihn still. Fragt man ihn, wie alt er ist, dann sagt er 2013, weil er in diesem Jahr erkrankte.

Autismus

Der Patient ist in sich selbst eingeschlossen. Er führt sein eigenes, verschlossenes, unzugängliches, für uns unbegreifliches Dasein. Er ist undurchdringbar, uneinfühlbar und oft auch körperlich erstarrt.

Diese Patienten können in einer bestimmten körperlichen Position lange Zeit beharren (Katatonie).

Symptome, die der Patient nicht aufweist

- Die Patienten haben in der Regel kein gestörtes Bewusstsein, sie sind klar und meistens ansprechbar.
- Die Intelligenz ist meistens erhalten.
- Das Gedächtnis funktioniert in der Regel richtig.

Therapie

Die Therapie einer voll entwickelten Schizophrenie ist in der Regel der Klinik vorbehalten.

Die psychopathische Persönlichkeit

Eine psychopathische Persönlichkeitsstruktur macht einen Menschen unter Umständen für seine Umwelt gefährlich. Hierfür wird heute eine gewisse Veranlagung (Disposition) angenommen.

Joe Navarro ist ein FBI-Profiler, der sich berufsmäßig mit psychopatischen Kriminellen befasst. In seinem Buch „Die Psychopathen unter uns“ stellt er vier Persönlichkeiten vor, die gefährlich werden können.

Es sind dies der Narzist, die instabile Persönlichkeit, der Paranoide und der dissoziale Kriminelle.

Er beschreibt diese psychopathischen Strukturen so genau, dass man sie erkennen und sich davor schützen kann. Ich kann die Lektüre dieses Buches zum Selbstschutz empfehlen.

Joe Navarro
Die Psychopathen unter uns
mvg-Verlag, ISBN 978-3-86882-493-3

Sucht – Abhängigkeit

Definition

- Als Sucht bezeichnet man das heftige und unkontrollierbare Verlangen (Zwang), einen bestimmten psychischen Zustand (Hochgefühl, Schmerzfreiheit etc.) zu erlangen.
- Es kommt zum Gebrauch immer größerer Mengen des Suchtstoffes (Toleranzerhöhung).
- Das Verlangen ist mit Logik und Verstand nicht mehr kontrollierbar (Kontrollverlust).

Heute wird anstelle des Begriffs „Sucht" der Begriff „Abhängigkeit" bevorzugt. Zur Feststellung einer Abhängigkeit müssen nach der ICD-10[34] mindestens drei der folgenden Kriterien während des letzten Jahres gemeinsam erfüllt gewesen sein:

1. ein starkes, oft unüberwindbares Verlangen, die Substanz einzunehmen,
2. Schwierigkeiten, die Einnahme zu kontrollieren was den Beginn, die Beendigung und die Menge des Konsums betrifft,
3. körperliche Entzugssymptome, wenn die Substanz nicht genommen wird,
4. immer größerer Mengen werden benötigt, damit die gewünschte Wirkung eintritt,
5. fortschreitende Vernachlässigung anderer Verpflichtungen, Aktivitäten, Vergnügungen oder Interessen, das Verlangen nach dem Suchtstoff wird zum Lebensmittelpunkt,
6. fortdauernder Gebrauch der Substanz wider besseres Wissen und trotz bekannter schädlicher Folgen.

Häufigkeit

Nikotin

Laut einer Studie zur Gesundheit Erwachsener in Deutschland rauchen ca. 25 % der Erwachsenen. Das entspricht ungefähr 15 Millionen Menschen[35]. Andere Untersuchungen kommen zu ähnlichen Ergebnissen. Die Raucherquote macht bei Männern ca. 33 % und bei Frauen ca. 27 % aus. [36]

---

[34] ICD-10 → Internationales medizinisches Diagnoseklassifikationssystem der WHO

[35] Die Bundesrepublik Deutschland hat aktuell ca. 82,8 Millionen Einwohner (Stand 2017)

[36] https://www.allum.de/stoffe-und-ausloeser/tabakrauch/zahlen-zum-rauchen-der-brd (zuletzt aufgerufen 27.11.2017)

Alkohol

Über 7 % der gesundheitlichen Störungen und vorzeitigen Todesfälle in Europa werden auf Alkohol zurückgeführt. Damit steht die Alkoholkrankheit an dritter Stelle als Ursache für vorzeitiges Sterben nach Tabakkonsum und Bluthochdruck. Sie ist zudem in Europa die häufigste Todesursache bei jungen Männern.[37]

Medikamente

Die Zahl der von Medikamenten abhängigen Menschen wird in Deutschland auf ca. 1,4 bis 2 Millionen geschätzt. In etwa 80 % der Fälle handelt es sich dabei um eine Abhängigkeit von Benzodiazepinen (z. B. Valium, Tavor). Benzodiazepine und Schmerzmittel weisen ein hohes Suchtpotential auf.[38]

Gründe für Suchtverhalten

Da die meisten Suchtstoffe (Alkohol, Nikotin, Marihuana etc.) zumindest am Anfang innerhalb einer Gruppe eingenommen werden, ist Drogenabhängigkeit eine komplexe Mischung aus seelischen, sozialen und körperlichen Prozessen.

Medikamente (Psychopharmaka, Schmerzmittel, Schlaftabletten usw.) werden häufig zunächst im Rahmen einer Therapie von einem Arzt verordnet. Der Patient empfindet jedoch die Wirkung angenehm und bleibt am Suchtmittel „hängen".

Suchtartige Verhaltensstörungen

Esssucht – Essstörungen

In Deutschland sind von dieser Störung etwa 100.000 Menschen betroffen, davon sind ca. 90 % Frauen zwischen 15 und 35 Jahren.[39]

Die Störung betrifft die Nahrungsaufnahme oder deren Verweigerung und hängt mit der Einstellung zum eigenen Körper zusammen. Zentral ist die ständige gedankliche und emotionale Beschäftigung mit den Themen „Aussehen, Gewicht und Essen".
Die **Anorexie** beginnt bei Frauen häufig während der Pubertät, da sich in diesem Zeitabschnitt das Mädchen zur Frau entwickelt und eine neue Identität finden muss.

[37] https://de.wikipedia.org/wiki/Alkoholkrankheit/Symptome (zuletzt aufgerufen 9.12.2017)

[38] https://www.gesundheit.de/medizin/medikamente/anwendung-und-einnahme/arzneimittelsucht-jeder-neunte-ueber-50-ist-gefaehrdet (zuletzt aufgerufen 9.12.2017)

[39] https://de.wikipedia.org/wiki/Essstörung/Häufigkeit und Folgen (zuletzt aufgerufen 9.12.2017)

Fühlt sich die junge Frau dadurch überfordert, entsteht in ihr ein Gefühl der Unsicherheit. Der Versuch, Kontrolle über ihr Körpergewicht ausüben zu können, vermittelt ein Gefühl von Sicherheit. Das Körpergewicht wird somit eine wichtige Quelle für ihr Selbstwertgefühl.

In westlichen Gesellschaften hat sich das Schönheitsideal seit Jahrzehnten immer mehr in Richtung zu einem sehr schlanken Körpers entwickelt. Modells haben hier besonders für Mädchen und junge Frauen eine starke Signalwirkung.

Übergewicht wird bei Frauen gesellschaftlich oft negativ bewertet. Durch Werbung und Filme erhält man den Eindruck, dass nur schlanke Frauen erfolgreich und beliebt sind, dicke Frauen sind entweder graue Mäuse oder „Ulknudeln".

Kaufsucht

Auch Einkaufen kann sich zum Suchtverhalten entwickeln. Dies kann man an der Anzahl der Schuhe in manchen Haushalten deutlich ablesen. Auch immer das neueste Handy haben wollen ist nicht unproblematisch. Der Mensch lernt, sich über Besitz zu definieren.

Besonders verführerisch sind Kreditkartenkäufe und das Versprechen *„kaufe jetzt - zahle später"*. Die Schuldnerberatungsstellen der Sozialverbände können davon ein Lied singen.

Spielsucht

Spielbanken, Spielsalons mit ihren Automaten aber auch Computerspiele haben ein hohes Suchtpotential. Hierdurch haben sich schon wirtschaftliche Katastrophen ereignet. In extremen Fällen kann auch diese Sucht mit Selbstmord enden.

Therapie

Für Essstörungen, Kaufsucht und Spielsucht hat sich die psychologische Verhaltenstherapie etabliert. Jedoch muss man sich im Klaren darüber sein, dass auch hier nur etwas erreicht werden kann, wenn der Patient selbst aus seiner Problematik heraus will.

Die Therapieergebnisse werden durch Selbsthilfegruppen in der Regel verbessert.

Drogensucht

Rechtliche Aspekte

Legale und illegale Drogen
Umgangssprachlich werden in Deutschland Substanzen als illegale Drogen[40] bezeichnet, wenn sie als „nicht verkehrsfähig“ in der *Anlage I des Betäubungsmittelgesetzes (BTMG)* aufgeführt sind. Handel und Abgabe mit diesen Stoffen ist strafbar.

Andere Drogen werden als legal bezeichnet, selbst wenn der Handel beziehungsweise die Abgabe Beschränkungen unterliegen (z. B. Morphium, Benzodiazepine).

Abgesehen von der Einstufung als *„nicht verkehrsfähig“* im Sinne des BTMG kann die Herstellung und das Inverkehrbringung psychoaktiver Substanzen oder Zubereitungen den Regelungen des Arzneimittelgesetzes (AMG) unterliegen, selbst wenn diese Stoffe nicht durch das BTMG erfasst sind.

Besitz geringer Mengen
Der Besitz einer geringen Menge einer illegalen Droge z. B. Marihuana (Cannabis) führt bei Ersttätern nicht zwingend zu einer Anklage oder Strafverfolgung. Die Droge wird jedoch in jedem Fall beschlagnahmt, da die enthaltene Wirkstoffmenge im Labor festgestellt wird.

Fremdgefährdung
Wenn der Eigenverbrauch mit einer Fremdgefährdung verbunden ist, besteht immer, also auch bei Ersttätern, ein öffentliches Interesse an der Strafverfolgung.

Fremdgefährdung wird angenommen, wenn die Tat Anlass zur Nachahmung gibt, die Tat also in Schulen, Kasernen, Jugendheimen oder Justizvollzugsanstalten begangen wurde oder der Täter dort als Lehrer, Erzieher, Ausbilder oder ähnliches tätig ist.

Die Abgabe auch nur einer geringen Menge (z. B. 2 g Marihuana) durch einen Erwachsenen an einen Minderjährigen ist ein Verbrechen nach § 29a, Betäubungsmittelgesetz (BtMG), das mit einer Freiheitsstrafe von bis zu 5 Jahren bestraft werden kann.

Nachweis von Drogen
Bei Verdacht auf Alkohol- bzw. Drogenkonsum, insbesondere während einer Verkehrskontrolle, wird die Polizei den Anfangsverdacht in der Regel mit einem Alkoholtest bzw. Drogenschnelltest (Urintest) verifizieren. Da die Schnelltests mit einer gewissen

[40] Nicht verkehrsfähig und damit illegal sind z. B. Cannabisharz = Haschisch, Diacethylmorphin = Heroin

Unsicherheit behaftet sind, ist für ein rechtskräftiges Ergebnis zusätzlich eine Blutuntersuchung erforderlich.

Im Rahmen der Medizinisch-Psychologischen Untersuchung (MPU)[41], aber auch bei bekanntem illegalen Drogenkonsum, kann nach positivem Befund ein sogenanntes Screening angeordnet werden. Als Abstinenznachweis werden über den Zeitraum eines halben bis einen Jahres mehrere Urinproben beziehungsweise Haaranalysen durchgeführt. Die Termine werden jeweils so kurzfristig festgesetzt, dass möglicherweise konsumierte Substanzen mit hoher Sicherheit nachgewiesen werden können.

Drogenarten

Als *„Droge"* wird im allgemeinen Sprachgebrauch jede stark wirksame, bewusstseins- und wahrnehmungsverändernde Substanz bezeichnet.

Traditionell als Genussmittel verwendete oder als Medikament eingestufte Drogen werden von der Öffentlichkeit oft nicht als Drogen betrachtet, obwohl sie in geeigneter Dosierung und Einnahmeform ebenfalls Rausch oder erheblich veränderte Bewusstseinszustände hervorrufen können.

Einige Drogen werden in Teilen der Welt traditionell als Genussmittel genutzt. Hierzu zählen unter anderem

- Koffein (Kaffee, Tee),
- Alkohol (Bier, Wein, Schnaps),
- Nikotin (Tabak),
- Cannabis (Marihuana, Haschisch),
- Betel[42] sowie
- Kath.[43]

---

41 Die MPU beurteilt die medizinisch-psychologische Eignung einer Person zur Teilnahme am Strassenverkehr. Dies umfasst die körperliche und die geistige Eignung (z. B. Reaktionsfähigkeit) sowie Persönlichkeitsmerkmale (Zuverlässigkeit).

42 Der Konsum von Betelnüssen führt zu vermehrtem Speichelfluss und zu Wohlbefinden. Zum anderen dämpft er den Appetit. Die Wirkung ist ähnlich wie von Alkohol. Verbreitungsgebiet ist Malaysia und die Philippinen.

43 Die Zweigspitzen und jungen Blätter des Kathstrauchs werden als leichtes Rauschmittel konsumiert. Von ihrer anregenden Wirkung her sind sie vergleichbar mit Coffein. Verbreitungsgebiet Jemen, Äthiopien, Kenia.

Suchtstoffe

Im akademischen Bereich ist die Zuordnung der Drogen nach der Wirkstoffgruppe üblich.

Für praktische Betrachtungen lassen sich Drogen auch nach ihrer Wirkung einteilen, wobei einige Drogen mehreren Gruppen angehören können. Ein vereinfachter Ansatz unterteilt Drogen in *Upper* ↑ (stimulierende Substanzen), Downer ↓ (dämpfende Substanzen) und *Halluzinogene* **H** (bewusstseinsverändernde Substanzen), wobei die Übergänge je nach Substanz und Dosierung fließend sein können.

Gruppe		Hauptwirkung	Beispiele
Dissoziativa	H	Abkopplung mentaler Prozesse vom Bewusstsein durch Dissoziation	DXM[a], Ketamin, Lachgas
Delirantia	H	Dissoziativ, Desorientierung, teilweise auch Halluzinationen	Alkohol, DPH[b], Muscimol[c], Scopolamin[d], Hyoscyamin[e],
Empathogene und Entaktogene	↑	Intensivierung der Gefühle, oft auch verstärkte emotionale Öffnung gegenüber anderen	GBL[f], MDMA[g]
Narkotika Schmerzmittel	↓	Dissoziativ, in hohen Dosen vollständige Anästhesie, zum Teil auch psychedelische Wirkung	Barbiturat, Ketamin Opiate
Psychedelika	↑	Psychotomimetisch und pseudohalluzinogen, es kommt zu einem psychedelischen Rausch (Trip)	LSD[h], Mescalin, Psilocin, Psilocybin; DXM und Ketamin wirken zugleich dissoziativ
Sedativa und Hypnotika	↓	Zentral dämpfend	Benzodiazepin, niedrig dosiertes Cannabis, Alkohol, DPH und Opiate wirken zugleich dissoziativ
Stimulantia	↑	Anregung des Organismus	Koffein, Kokain, Nikotin

a) DXM = Dextro-meth-orphan = Hustenblocker, Erinnerungsverlust (LSD ähnlich);
b) DPH = Di-phen-hydramin = Antihistaminikum, macht müde, Desorientierung;
c) Muscimol = Gift des Fliegenpilzes = Halluzinogen,
d) Scopol-amin = Gift des Bilsenkrautes, Engelstrompete = macht apathisch und willenlos;
e) Hyoscy-amin = Wirkung wie d);
f) GBL = Gamma-Butyro-Lacton = Gamma-Buttersäure = Partydroge, Sexdroge;
g) MDMA = Methy-dioxy-methyl-amphetamin = Ecstasy = Euphorie, Party- und Sexdroge;
h) LSD = Lysergsäure-diethyl-amid = Euphorie, Rausch, Horrortrip

Genussmittel

Kaffee

Eine Tasse mit 125 ml Filterkaffee enthält zwischen 80 mg und 120 mg *Koffein*.[44] Einige Kaffeesorten enthalten außerdem die β-Carboline *Harman* und *Norharman* in physiologisch wirksamer Menge, welche durch MAO-Hemmung[45] zur psychoaktiven Wirkung beitragen können.

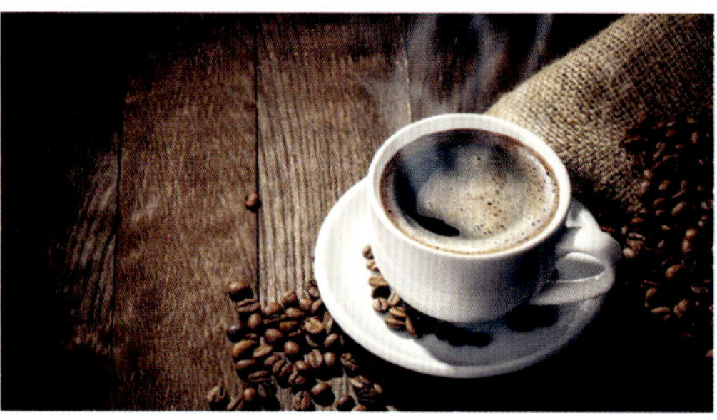

Eine zehnjährige Studie (USA) untersuchte den Zusammenhang zwischen Kaffeekonsum und Depression. Die zu Studienbeginn nicht-depressiven Frauen zeigten bei höherem Kaffeekonsum ein niedriges Risiko, an einer Depression zu erkranken. Kaffee kann also vor Depression schützen.[46]

Kaffee hat zunächst eine beruhigende Wirkung. Aus der medizinischen Praxis ist es bekannt, dass manche Personen besser einschlafen, wenn sie sich in den ersten 15 Minuten nach dem Kaffeekonsum zur Ruhe legen, da das Schlafzentrum im Gehirn während dieser Zeitspanne besser durchblutet wird. Wird jedoch zu lange gezögert, kann Koffein das Einschlafen verhindern.

Das *Nationale Herz-, Lungen- und Blutinstitut* (USA) hatte 2003 eine Empfehlung zurückgenommen, nach der Patienten mit hohem Blutdruck höchstens moderate Mengen Kaffee trinken sollten. Hinweise auf einen Zusammenhang zwischen Kaffeekonsum und hohem Blutdruck hat man nie gefunden.

Viele der positiven Effekte des Kaffees werden auf die darin enthaltenen Antioxidantien zurückgeführt. Kaffee enthält auch das Vitamin B6 (Niacin)[47].

[44] https://de.wikipedia.org/wiki/Kaffee/Physiologische Wirkungen (letzter Aufruf 9.12.2017)

[45] MAO – Die Monoaminooxidasen sind mitochondriale Enzyme. Beim Menschen ist die MAO außerhalb des Gehirns vorwiegend in den Nervenenden des sympathischen Nervensystems in den Schleimhäuten des Darms und der Plazenta zu finden. MAO baut die Monoamin-Neurotransmitter Serotonin, Noradrenalin und Dopamin ab.

[46] https://de.wikipedia.org/wiki/Kaffee/Einfluss auf die Gesundheit (letzter Aufruf 09.12.2017)

[47] Vitamin-B6-Mangel erzeugt Appetitlosigkeit, Konzentrations- und Schlafstörungen, Reizbarkeit, Durchfall, Depression und Pellagra (Entzündung der Mund-Magen-Darm-Schleimhäute).

Tee

Die in Europa bekanntesten Teesorten sind nach ihren Anbaugebieten benannt. Am bekanntesten sind Tees aus Assam[48], Ceylon und Darjeeling[49].

Die Blätter von grünem und schwarzem Tee enthalten Koffein. Der Koffeingehalt von Teeblättern ist ca. 5-mal höher als der von Kaffeebohnen[50]. Jedoch wird Tee mit mehr Wasser als Kaffee aufgegossen. Daher hat fertiger Tee nur einen mäßigen Gehalt an Koffein.

Zieht der Tee länger, so gehen Gerbstoffe über, die das Koffein binden. Dieser Gerbstoffkomplex wird jedoch im Magen wieder aufgespalten. Dadurch wird das Koffein langsamer vom Organismus resorbiert. Ein Aufguss von rund drei Minuten hat eine anregende Wirkung, nach fünf Minuten Wartezeit wird der Tee bitter und die anregende Wirkung nimmt ab.

Der hohe Polyphenolanteil in Tee kann die Aufnahme von Eisen aus der Nahrung behindern. Übermäßiges Teetrinken kann daher unter Umständen zu Eisenmangel führen. Eine bestehende Anämie kann verschlimmert werden.

Die Flavonoide des Tees steigern vermutlich die Elastizität der Blutgefäße und erhöhen somit deren Durchlässigkeit für die Blutmenge. Eine Studie der Berliner Charité zeigt, dass diese Wirkung durch Zugabe von Milch zu schwarzem Tee fast gänzlich aufgehoben wird.

Der regelmäßige Konsum von grünem Tee vermindert wahrscheinlich das Risiko, an Krebs zu erkranken.

Eine Studie an Patienten mit Prostatakarzinom, konnte zeigen, dass das aus dem Tee stammende EGCG[51] in den Tumorzellen nachweisbar war und das Zellwachstum hemmte. Schwarztee zeigte hier eine etwas stärkere Wirkung als grüner Tee, das Placebo, ein Soda-Getränk, zeigte keine Wirkung. Die Ergebnisse deuten darauf hin, dass grüner Tee und Schwarztee helfen können, Prostatakrebs zu verhüten.

Einer Studie der Cheng-Kung-Universität in Taiwan zufolge senken bereits zwei bis vier Tassen Tee pro Tag das Hypertonie-Risiko um 46 %; höherer Konsum senkt das Risiko gar um 65 %. Die Studie wurde bei über 1500 Personen durchgeführt. In Taiwan trinkt man vor allem Grüntee und den einheimischen Oolong-Tee.

48 Assam liegt in Nordost Indiens.
49 Darjeeling ist ein Distrikt im indischen Bundesstaat Bengalen.
50 Kaffeebohnen enthalten etwa 1 % Koffein, Teeblätter enthalten bis zu 5 % Koffein.
51 EGCG = Epi-gallo-catechin-gallat = Antioxidans

Der ägyptische Wissenschaftler Mervat Kassem fand heraus, dass Antibiotika deutlich besser wirken, wenn die Patienten zusätzlich grünen Tee trinken. Sein Forscherteam testete die Wirkung dieser Kombination an den Erregern von 28 Infektionskrankheiten. Der Grüntee verstärkte die Wirkung in allen Fällen. Selbst manche Keime, die nicht mehr auf Antibiotika ansprachen, wurden wieder angreifbar.[52]

Alkohol

Alkohol (Ethanol, C_2H_5OH) ist eine bei Raumtemperatur farblose, leicht entzündliche Flüssigkeit mit brennenden Geschmack und einem charakteristischen Geruch.

Die Vergärung von Zucker zu Ethanol ist eine der ältesten bekannten biochemischen Reaktionen. Zum Verzehr geeigneter Trinkalkohol wird durch Destillation („Brennen") einer alkoholhaltigen Maische aus landwirtschaftlichen Produkten (Getreide, Kartoffeln, Mais usw.) gewonnen.

Alkoholische Getränke, die destilliertes Ethanol enthalten, heißen Spirituosen (umgangssprachlich auch Branntwein oder Schnaps) – im Gegensatz zu Wein oder Bier, deren Ethanol ausschließlich durch alkoholische Gärung entstanden ist.

Als „Likör" bezeichnet man ein aromatisches stark zuckerhaltiges Getränk, dem Alkohol zugesetzt wurde. Der Zuckergehalt ist mindestens 100 g/Liter.

In nicht sterilisierten Fruchtsäften (z. B. naturtrüber Apfelsaft) bildet sich Alkohol durch unbeabsichtigte Gärung.

Alkoholgehalt verschiedener Getränke	Alkohol %
Fruchtsäfte z. B. Apfelsaft	0,5 %
Bier – Starkbier	3 % – 10 %
Wein	bis 15 %
Likör, Weinbrand	bis 40 %
Schnaps, Rum	bis 80 %

Ethanol wird im gesamten Verdauungstrakt aufgenommen. Ein Teilabbau findet schon im Magen statt. In der Leber wird der Hauptteil des Ethanols durch die Enzyme Alkoholdehydrogenase *(ADH)* und Katalase zu Ethanal (Acetaldehyd, $H_3C\text{-}CHO$) abgebaut.

52 https://de.wikipedia.org/wiki/Grüner_Tee/Medizinische Wirkungen (letzter Aufruf 09.12.2017)

Das Zwischenprodukt Ethanal ist für die so genannten „Kater"-Symptome wie Kopfschmerzen, Übelkeit und Erbrechen mitverantwortlich. Der Abbau des Ethanals wird durch Zucker gehemmt, daher sind die Nachwirkungen (Kater) bei süßen alkoholischen Getränken, insbesondere Likör, Bowlen und manchen Sektsorten besonders intensiv.

Alkohol bewirkt entweder eine Betäubung, eine Stimulation oder einen Stimmungswandel.

Er führt zu einer Erweiterung der peripheren Blutgefäße. Die Aufnahme führt – ab etwa 0,5 bis 1 Promille zu den typischen akuten Trunkenheitssymptomen wie Schwindel, Übelkeit, Orientierungsstörung, Redseligkeit und manchmal zu gesteigerter Aggressivität.

Alkohol ist hauptsächlich ein Lebergift, er schädigt die Bildung roter Blutzellen und ist fruchtschädigend. Die tödliche Dosis liegt für ungeübte Trinker bei 3,0 bis 4,0 Promille Alkohol im Blut. Es wurden jedoch schon Werte über 7 Promille gemessen.

Die Wirksamkeit als Desinfektionsmittel oder Antiseptikum (etwa zur Händedesinfektion) hängt von der Konzentration des Ethanol-Wasser-Gemisches ab. Bei einem optimalen Alkoholgehalt zwischen 50 und 80 % wird die Bakterienhülle zerstört. Ethanol wirkt damit für die Keime tödlich. Alle Bakterien einschließlich der Tuberkulosebakterien werden innerhalb einer Minute durch Zerstörung der Bakterienzellwand abgetötet.

Eingeschränkt wirksam ist Alkohol gegen Viren, nicht wirksam gegen Bakterien-Dauerformen (Sporen).

Rauchen

Laut der Weltgesundheitsorganisation sterben jährlich über 6 Millionen Menschen weltweit an den Folgen des Tabakkonsums.Tabakrauch stellt eine der am schnellsten süchtig machenden Substanzen dar.[53] Nicotin besitzt nicht nur psychostimulierende Wirkungen wie Kokain oder Amphetamin, sondern stößt auch im Gehirn die Neuromodulatoren an.

Vergleiche von Tierstudien und Studien über menschlichen Drogenkonsum zeigen auf, dass pures Nicotin ein niedriges Suchtpotenzial, Zigarettenrauch jedoch ein sehr hohes Suchtpotenzial hat.

Laut einem im Jahr 2007 veröffentlichten Papier von Professor David Nutt, London liegt das körperliche Abhängigkeitspotential von Tabakrauch bei dem von Alkohol oder Barbituraten und das psychische Abhängigkeitspotenzial bei dem von Kokain.

[53] https://de.wikipedia.org/wiki/Tabakabhängigkeit/Abhängigkeitspotential

Die psychische Abhängigkeit, die sich im Laufe einer Raucherkarriere entwickelt, kann nach dem körperlichen Entzug auch noch nach Jahren vorhanden sein. Die Rückfallwahrscheinlichkeit bei Rauchern, die ohne Hilfsmittel mit dem Tabakkonsum aufhören, liegt bei 97 % innerhalb von sechs Monaten nach dem Rauchstopp.

Arzneimittel

Arzneimittel mit Suchtpotential unterliegen dem Arzneimittelrecht, besonders dem Betäubungsmittelgesetz (BTMG). Sie können daher als „legale" Drogen bezeichnet werden.

Die beiden wichtigsten Vertreter diese Gruppe sind Psychopharmaka (Benzodiazepine, Barbiturate) sowie hochpotente Schmerzmittel (Opiate).

Benzodiazepine

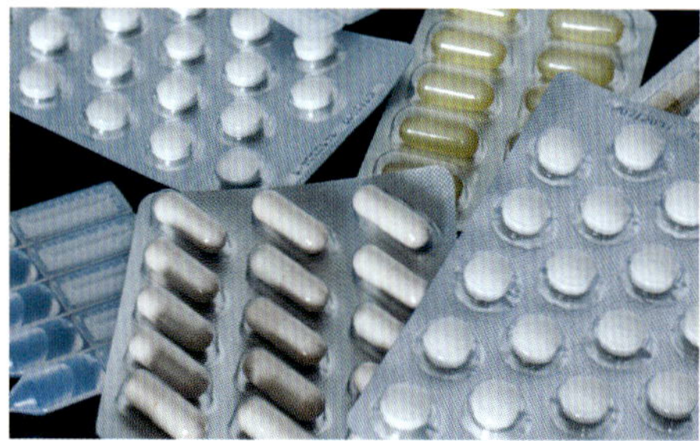

Benzodiazepine sind bicyclische chemische Verbindungen. Sie bestehen aus zwei ringförmigen Grundkörpern.

Einige Vertreter der Gruppe werden als angstlösende (anxiolytisch), zentral-muskelentspannende (relaxierend), beruhigende (sedierend) und schlaffördernd (hypnotisch) wirkende Arzneistoffe, sogenannte Tranquilizer, verwendet.

Manche Benzodiazepine zeigen auch krampflösende (antikonvulsive) Eigenschaften und werden daher zur Behandlung von Epilepsie (Antiepileptika) eingesetzt.

Alle Benzodiazepine binden an die GABA-Rezeptoren und verstärken die GABA-Wirkung.

Gamma-Aminobuttersäure (GABA)

> ***GABA-Rezeptoren*** *sind Proteine in den Nervenzellen, die den Neurotransmitter Gamma-Aminobuttersäure (GABA) binden.*
>
> ***Gamma-Aminobuttersäure (GABA)*** *ist der wichtigste inhibitorische*[54] *Neurotransmitter des Zentralnervensystems (ZNS). Nach* ***Glutamat****, dem wichtigsten exzitatorischen*[55] *Neurotransmitter, ist die GABA-Konzentration im Zentralen Nervensystem (ZNS) am höchsten.*

[54] Inhibition = Abnahme der Erregbarkeit von Nervenzellen

[55] Exzitation = gesteigerte Erregbarkeit eines Systems

GABA wirkt anxiolytisch, analgetisch, relaxierend, antikonvulsiv und blutdruckstabilisierend. Außerdem besitzt GABA eine schlaffördernde Wirkung, die weit über Serotonin und Melatonin hinausreicht.

Sehr niedrige GABA-Konzentrationen werden bei gravierenden Störungen des Neurotransmitter-Netzwerks, Hochdruck, chronischen Schmerzen, irritablem Kolon, prämenstruellem Syndrom, Depressionen, Epilepsie und Schizophrenie gefunden.

In Europa und in den USA wurden seit den 1960-er Jahren ca. 33 verschiedene Benzodiazepine entwickelt. In Deutschland haben derzeit **Diazepam** und **Lorazepam** den Hauptmarktanteil bei den Psychopharmaka.

Midazolam ist in der Notfallmedizin als Kurzzeitnarkotikum von Bedeutung.

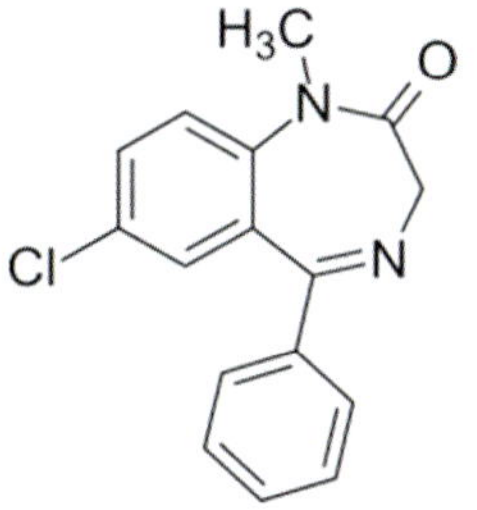

Diazepam (Handelsname Valium)
Diazepam wird als Psychopharmakon zur Behandlung von Angstzuständen, in der Therapie epileptischer Anfälle und als Schlafmittel angewendet.

- Diazepam wirkt anxiolytisch (angstlösend),
- antikonvulsiv (antiepileptisch),
- muskelrelaxierend (muskelentspannend)
- und sedierend (beruhigend).

Es hat eine lange Halbwertszeit und zeigt wegen seiner hohen Lipidlöslichkeit und der daher guten Passage der Blut-Hirn-Schranke einen raschen Wirkungseintritt, hat aber wegen der schnellen Umverteilung aus dem Gehirn nur eine kurze Wirkdauer. Ein i.v.-Bolus[56] von Diazepam wirkt nur 10 bis 20 Minuten.

Der Abbau von Diazepam ist altersabhängig. Die Halbwertszeit beträgt bei Erwachsenen mittleren Alters etwa 30 Stunden, während sie bei 60- bis 90-Jährigen über 80 Stunden betragen kann.

Indikationen

Neben seiner Anwendung zur symptomatischen Behandlung von akuten Spannungs-, Erregungs- und Angstzuständen wird Diazepam in der Prämedikation vor chirurgischen und diagnostischen Eingriffen eingesetzt. Weiterhin findet es Verwendung als Muskelrelaxans und als Notfalltherapeutikum zur Behandlung epileptischer Anfälle.

[56] Unter „i.v.-Bolus" versteht die schnelle intravenöse Gabe eines Arzneimittels. Man will damit rasch auf die Effektivdosis kommen.

Kontraindikationen
Falls Patienten unter schweren Atembeschwerden, unter nächtlichem Erwachen wegen Unterbrechung der Atmung (*Schlafapnoe-Syndrom*), unter Lebererkrankung oder krankhafter Muskelschwäche (*Myasthenia gravis*) leiden, oder falls sie von einem Beruhigungsmittel einschließlich Alkohol abhängig sind, dürfen sie Diazepam nicht verwenden.

Während der Einnahme von Diazepam darf kein Alkohol konsumiert werden.

Nebenwirkungen
Diazepam führt zu einer Reduktion des Skelettmuskeltonus und zur Schläfrigkeit Es vermindert dadurch das Reaktionsvermögen auf längere Zeit und beeinträchtigt die Fahrtauglichkeit.

Mögliche **Nebenwirkungen** bei Diazepam sind: Müdigkeit, Benommenheit, Schläfrigkeit, Schwindelgefühl, Kopfschmerzen, Ataxie[57], verlängerte Reaktionszeit, Verwirrtheit, reduzierte Merkfähigkeit (anterograde Amnesie).

Entzugserscheinungen
können sein: Angstzustände, Halluzinationen, Krampfanfälle, Psychosen, Überempfindlichkeit gegenüber Geräuschen und Licht, übermäßiges Gefühlserleben.

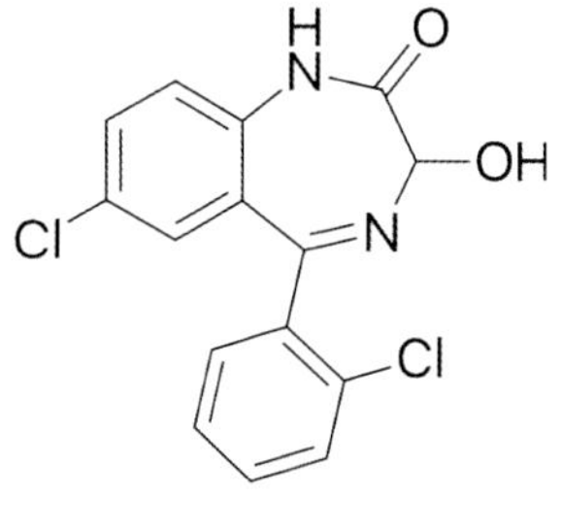

Lorazepam (Handelsname Tavor)
Lorazepam wirkt anxiolytisch (angstlösend), antikonvulsiv (Krampfanfälle unterdrückend), sedierend (beruhigend) und muskelelaxierend (muskelentspannend).

Lorazepam hat eine verhältnismäßig lange Halbwertszeit von ca. 1 Tag.

Lorazepam wird hauptsächlich als Beruhigungsmittel bei Angst und Panikstörungen eingesetzt, da hierbei eine längere Wirkungsdauer erwünscht ist.

In der Intensiv- und Notfallmedizin wird es zur Unterbrechung eines lang andauernden, lebensgefährlichen epileptischen Anfalles (Status epilepticus) sowie zur Prophylaxe epileptischer Anfälle angewendet. Zur Behandlung von Schlafstörungen wird es in der Regel nur selten benutzt.

[57] Ataxie ist eine Störung der Bewegungskoordination

Indikationen

Lorazepam wird verabreicht zur

- Behandlung von Panikattacken und Symptomen verbunden mit Alkoholentzug oder Opiatentzug.
- intensiven Therapie des Status epilepticus.
- Behandlung eines akuten Deliriums, meistens zusammen mit Haloperidol.
- unterstützenden Therapie bei Erbrechen in Verbindung mit einer Krebstherapie.
- Prämedikation in der Zahnchirurgie und um eine anterograde Amnesie für den Zeitraum des Eingriffes zu erreichen.

Nebenwirkungen

Bei Lorazepam wurden nach abruptem Behandlungsabbruch schwerste Entzugserscheinungen, ähnlich wie bei Alkohol und bei Barbituraten, beobachtet. Deshalb ist ein vorsichtiges, schrittweises Absetzen (Ausschleichen) über einen Zeitraum von Wochen oder Monaten erforderlich. Diese Zeitspanne ist von der Anwendungsdauer sowie von der Dosierung, in der es eingenommen wurde, abhängig. Dies gilt grundsätzlich für alle Benzodiazepine.

Eine Langzeittherapie kann zu Intelligenzverlust führen, der jedoch bei Behandlungsabbruch möglicherweise reversibel ist.

Lorazepam kann das ungeborene Kind schädigen. Nahe dem Geburtszeitpunkt verabreicht, kann Lorazepam beim Säugling Entzugserscheinungen auslösen.

Lorazepam kann schwer absehbare Restwirkungen wie Müdigkeit, vermindertes Reaktionsvermögen, Schwindelgefühl und niedrigen Blutdruck verursachen, die innerhalb von zwölf Stunden noch zu deutlichen Einschränkungen im Alltagsleben führen können. Daher sollte die aktive Verkehrsteilnahme sowie das Bedienen von Maschinen und Arbeiten ohne sicheren Halt unter Lorazepam nicht erfolgen.

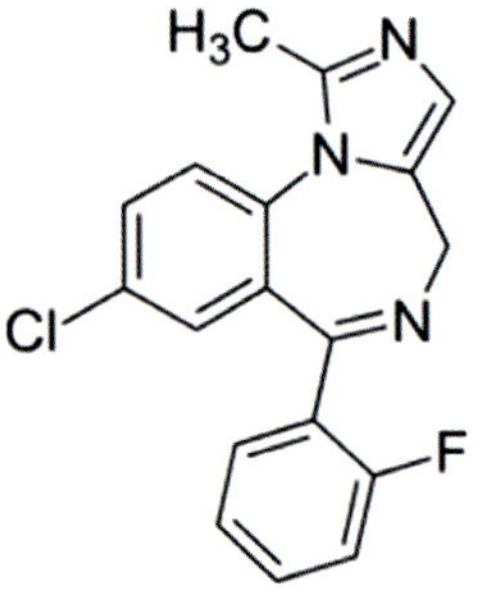

Midazolam (Handelsname Dormicum)

Midazolam ist ein Hypnotikum bzw. Sedativum aus der Gruppe der kurzwirksamen Benzodiazepine. Es wirkt angstlösend (anxiolytisch) und entspannend (relaxierend) sowie entkrampfend (antikonvulsiv) auf die Skelettmuskulatur.

Indikationen

Midazolam wird in der Anästhesie und im Rettungsdienst eingesetzt.

Vor geplanten Operationen verwendet man es wegen seiner Wirkung der anterograden Amnesie (reduzierte Merkfähigkeit) und der Anxiolyse (Angstverminderung) zur Prämedikation.

Unter dem Handelsnamen Buccolam wird es in der Mundhöhle (buccal) zur Beendigung eines länger anhaltenden Krampfanfalls bei Säuglingen, Kleinkindern, Kindern und Jugendlichen (zwischen 3 Monaten und unter 18 Jahren) angewendet.

Midazolam hat keine analgetische[58] Wirkung. Die zusätzliche Gabe eines Schmerzmittels ist bei Schmerzzuständen daher unerlässlich. Zur alleinigen Sedierung ist Midazolam jedoch ausreichend.

Die unerwünschten Arzneimittelwirkungen entsprechen denen der anderen Benzodiazepine. Da jedoch Midazolam in der Regel als Notfallmedikament nur kurzfristig verwendet wird, fallen diese hier weniger ins Gewicht.

Gegenmittel bei Benzodiazepinvergiftung

Flumazenil (Handelsname Anexate) ist ein reversibler kompetetiver Antagonist. Es hebt nach intravenöser Gabe vorübergehend die Wirkung von Benzodiazepinen auf.

Bei der Behandlung einer akuten Überdosierung ist unbedingt auf die etwaige Notwendigkeit weiterer Flumazenil-Gaben zu achten. Die Halbwertszeit (HWZ) von Flumazenil ist mit etwa 45 min wesentlich kürzer als die der meisten Benzodiazepine, deren HWZ etwa 60 Minuten bis 120 Stunden betragen kann.

[58] Analgesie = Schmerzstillung

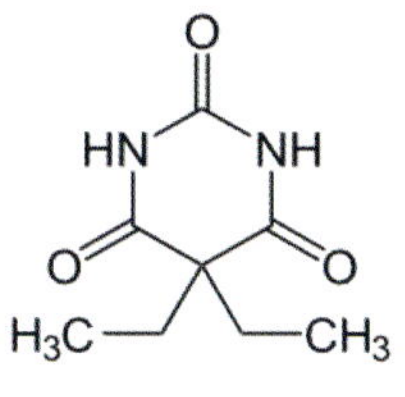

Barbiturate

Barbitursäure wurde erstmals 1864 von Adolf von Baeyer hergestellt.

Barbitursäurederivate waren für Jahrzehnte die Schlafmittel der ersten Wahl. Das erste Barbiturat mit schlafanstoßender Wirkung (Barbital) wurde 1903 von Emil Fischer synthetisiert.

Barbiturate haben einen komplexen Wirkmechanismus. Benzodiazepine steuern die vorhandene GABA, Barbiturate jedoch imitieren die GABA (siehe S. 58).

Wirkungen

Aus der Affinität zu verschiedenen Rezeptortypen ergibt sich ein breites Wirkspektrum. Barbiturate wirken dosisabhängig. Das Spektrum geht von sedierend (beruhigend) über hypnotisch (Schlaf) bis zu narkotisch. Daneben wirken sie auch antikonvulsiv (Epilepsie) und hyperalgetisch (schmerzfördernd).

Während Benzodiazepine schlafanstoßend wirken, wirken Barbiturate schlaferzwingend. Sie können also auch bei Schlafstörungen eingesetzt werden, die mit anderen Mitteln nicht beherrschbar sind. Aktuell sind nur 2 Barbitursäurepräparate im Handel, die jedoch dem Betäubungsmittelgesetz (BTMG) unterliegen.

Phenobarbital

Das langwirkende Phenobarbital (10 bis 18 Stunden) wird als Antikonvulsivum in der Behandlung der Epilepsie eingesetzt. Es kann als funktionelles Gegenmittel bei krampferzeugenden Stoffen wie DDT[59], Strychnin, Aminophenazon und Pentetrazol eingesetzt werden.

Es wirkt jedoch nicht bei Krämpfen infolge einer Tetanusinfektion.

Thiopental

Das kurzwirksame (10 bis 14 Minuten) ist als intravenöses Anästhetikum zur Narkoseeinleitung zugelassen.

---

[59] DDT = Insektengift (Dichlor-diphenyl-trichlor-ethan)

Nebenwirkungen

Als Schlafmittel

Morgendlicher hang over, paradoxe Erregung vor allem bei Kindern und Senioren. Allergische Reaktionen sind möglich.

Die durch Barbiturate in den ersten Nächten der Einnahme verlängerte Gesamtschlafdauer wird durch Toleranzentwicklung innerhalb 8 bis 10 Tagen wieder auf den Ausgangswert und sogar darunter reduziert.

Das hohe Abhängigkeitspotential ist beim Absetzen von Bedeutung. Dies ist vergleichbar mit dem Entzug von Alkohol (Delirium tremens).

Als Narkosemittel

Eines der größten Probleme bei der Narkose mit Barbituraten ist die geringe therapeutische Breite. Sie können also leicht überdosiert werden. Dabei besteht die Gefahr einer zentralen Atemlähmung.

Intoxikation

Bei einer akuten Vergiftung stellen sich zuerst Bewusstseinsstörungen bis zum tiefen Koma ein. Die schwerwiegendste toxische Wirkung ist jedoch die zentrale Atemlähmung, welche zur Sauerstoffunterversorgung des Gehirns führt.

Der Patient muss also in erster Linie beatmet werden. Bei Kreislaufstillstand wird die Herz-Lungen-Wiederbelebung durchgeführt.

Als Gegengift wird bei Barbituratvergiftung Natriumhydrogencarbonat verwendet.

Des Weiteren können verschiedene Maßnahmen getroffen werden, um das Gift aus dem Körper schneller auszuscheiden. Solche Maßnahmen sind z. B. eine Magenspülung mit Aktivkohle sowie eine forcierte Diurese[60]. Auch durch eine Hämodialyse (Blutwäsche) kann Barbituriat schneller ausgeschieden werden.

[60] Forcierte Diurese = Nierenspülung = Niere stark anregen und viel Flüssigkeit (Infusion) zuführen.

Opiate

Opiate sind hochpotente Schmerzmittel, die sich von Opium ableiten. Während Opium und Morphium früher in Mode waren, sind heute vor allem der Opiumbestandteil Codein und die synthetischen Opioide Fentanyl (Anilinopiperidin) und Tramadol auf dem Markt.

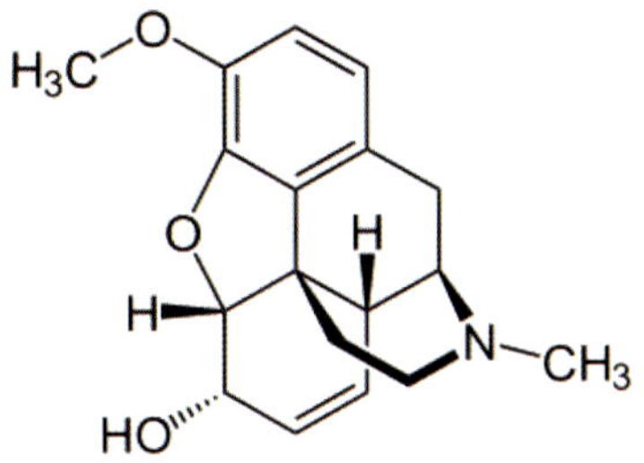

Codein

Codein ist eine in Rohopium natürlich vorkommende Substanz, die schmerzstillend und hustenreizdämpfend wirkt.

Als Schmerzmittel wird es meistens mit Paracetamol, ASS oder Diclofenac kombiniert und zur Behandlung mässiger bis starker Schmerzen angewendet. Als Hustenblocker wird es auch einigen pflanzlichen Hustensäften beigemischt.

Während reines Codein als Betäubungsmittel eingestuft ist, sind Mischungen mit anderen Schmerzmitteln z. B. mit ASS sowie die Hustenblocker lediglich rezeptpflichtig.

Häufigste unerwünschte Arzneimittelwirkungen von Codein sind Müdigkeit, Übelkeit, Erbrechen und Verstopfung, alles Wirkungen, die auch von Opium bekannt sind.

Codein hat ein Suchtpotential und tritt in die Muttermilch über. Es wurde früher als Hilfsmittel zum Entzug starker Drogen (z. B. Heroin) verwendet. Heute nimmt man hierzu Methadon.

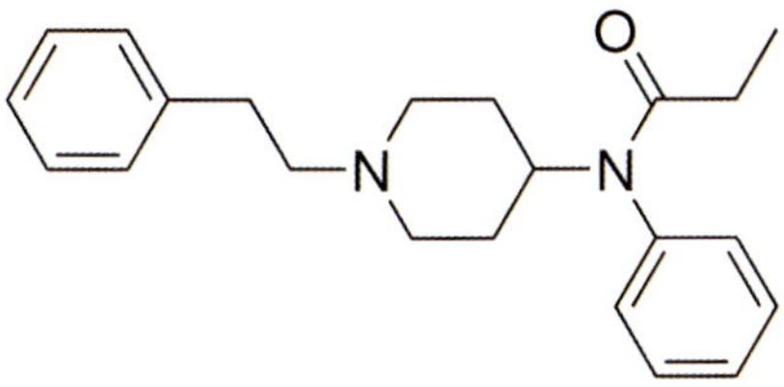

Fentanyl

Fentanyl (Anilinopiperidin) ist ein starkes Schmerzmittel, das in der Anästhesie sowie bei starken akuten und chronischen Schmerzen eingesetzt wird.

Fentanyl wird synthetisch hergestellt. Es fällt unter das Betäubungsmittelgesetz.

Anwendung

Intravenös

Haupteinsatzgebiet der i.v.-Gabe ist die Anwendung als Schmerzmittel im Notfalldienst und bei Operationen. Bei Operationen wird es in Verbindung mit einem Schlafmittel und mit einem muskelentspannenden Mittel (Muskelrelaxans) angewendet.

Wegen der möglichen Atemdepression ist eine ständige Überwachung und eine sichere Beatmungsmöglichkeit (Intubation) erforderlich.

Schmerzpflaster
Schmerzpflaster werden auf die Haut geklebt. Sie geben den Wirkstoff Fentanyl kontrolliert zur Aufnahme durch die Haut ab (z. B. Durogesic-Schmerzpflaster).
Schmerzpflaster sind das Mittel der Wahl in der Krebstherapie und bei chronischen rheumatischen Schmerzzuständen (z. B. Fibromyalgie).

Lutschtabletten (mit Applikator) oder Fentanyl-Nasenspray
Diese schnell wirkenden Präparate wurden für die Behandlung von sehr intensiven kurzzeitigen Schmerzen entwickelt, die z. B. bei fortgeschrittenen Krebserkrankungen auftreten können.

Wirkung
Fentanyl wirkt stark analgetisch und sedierend. Es ist etwa 120-mal stärker als Morphin, seine Wirkdauer ist jedoch kürzer. Fentanyl wirkt bei einer intravenösen Gabe nach zwei bis fünf Minuten. Fentanyl ist in Bezug auf seine Nebenwirkungen mit Morphin vergleichbar.

Bei Überdosierung bewirkt Fentanyl eine Störung des Zentralnervensystems mit Bewusstseinsstörungen, Somnolenz und Atemdepression. Das akute Vergiftungsbild weist im Wesentlichen ausgeprägte Sedierung und Verengung der Pupille (Miosis) auf. Seine Hauptnebenwirkung ist jedoch die Atemdepression.

Eine Fentanyl-Überdosierung kann mit Naloxon antagonisiert werden.

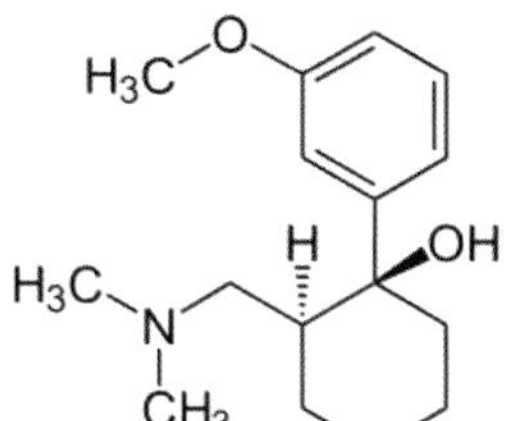

Tramadol
Tramadol (Präparat Tramal) ist ein Arzneistoff aus der Gruppe der Opioide und wird zur Behandlung mäßig starker bis starker Schmerzen verwendet.

Wegen der geringeren Suchtgefahr ist Tramdol lediglich verschreibungspflichtig hat aber viele Nebenwirkungen.

Anwendung

Tramadol ist schwächer als Morpium. Seine Schmerzwirkung beträgt nur ca. 10 % von Morphin.

Tramadol ist angezeigt zur Behandlung von mäßig starken bis starken Schmerzen und kann peroral, rektal und intravenös verabreicht werden. Außerdem wird Tramadol zur Behandlung des Restless-Legs-Syndroms und von vorzeitigem Samenerguss (ejaculatio praecox) verwendet (Off-Label-Anwendung).

Mischung mit anderen Arzneimitteln

Tramadol darf nicht mit Diazepam, Diclofenac, Flunitrazepam, Glyceroltrinitrat, Indometacin, Midazolam, Piroxicam und Phenylbutazon in der gleichen Spritze aufgezogen werden, da es zu Ausflockungen kommen kann.

Wirkung

Die Schmerzdämpfung wird durch Hemmung der Wiederaufnahme von Noradrenalin in das Neuron und durch die Verstärkung der Serotonin-Freisetzung bewirkt.

Dieser Wirkmechanismus erklärt auch die leicht antidepressive, angstlösende und beruhigende Wirkung. Das vermehrte Auftreten von Übelkeit als unerwünschte Wirkung wird auch durch die verstärkte Serotonin-Freisetzung erklärt.

Nebenwirkungen

Schwitzen, Sedierung und Verwirrtheit können ebenso auftreten wie Schläfrigkeit und verschwommene Sicht. Häufig wird eine starke Übelkeit beobachtet. Blutdruck und Pulsfrequenz werden jedoch kaum beeinflusst.

Es besteht ein erhöhtes Risiko schwerer Hypoglykämien und Hyponatriämien.

Tramadol kann bei gemeinsamer Anwendung mit Bupropion (Antidepressivum) und MAO-Hemmern, mit oralen Antikoagulantien, Alkohol, Benzodiazepinen schwerwiegende Nebenwirkungen entwickeln.

Besonders problematisch ist das Zusammenspiel mit anderen serotoninergen Stoffen. Zu dieser Gruppe zählen Antidepressiva wie z. B. Fluoxetin und Citalopram und auch illegale Drogen wie Ecstasy und Kokain. Auch rezeptfreie Zubereitungen aus Johanniskraut (Johanniskrauttee, Johanniskrautextrakt in Kapseln usw.) wirken über die Regelung des Serotoninhaushalts und können damit ebenfalls ein Serotoninsyndrom auslösen.

Serotoninsyndrom
Das Serotoninsyndrom ist ein Symptomenkomplex, der durch Anhäufung des Gewebshormons und Neurotransmitters Serotonin oder ähnlich wirkender Substanzen im Körper hervorgerufen wird.

Symptome eines Serotoninsyndroms

Vegetative Symptome
Pulsanstieg, Blutdruckanstieg, Schwitzen, Grippegefühl, Übelkeit, akutes Erbrechen, Durchfall, Kopfschmerzen, schnelle Atmung, Pupillenerweiterung

zentralnervöse Symptome
Unruhe, Halluzinationen, gesteigerter Antrieb (Hypomanie), pathologische gesteigerte Reflexe, Krämpfe, Tremor

Wichtig
Tramadol und Johanniskraut-Präparate (Hypericum) passen nicht zusammen!

Illegale Drogen

Die nachstehend aufgeführten Stoffe sind mit geringen Ausnahmen (Opiumtinktur und Kokain) nicht verkehrsfähig im Sinne des Arzneimittelrechts. Sie sind daher im Gegensatz zu den legalen suchterzeugenden Arzneimitteln illegale Drogen.

Haschisch und Marihuana

Cannabis ist ein Sammelbegriff für Rauschmittel, die aus Hanf der Gattung Cannabis gewonnen werden.

Die getrockneten und zerkleinerten harzhaltigen Blütentrauben und kleinen Blätter der weiblichen Pflanze werden **Marihuana** oder umgangssprachlich „Gras" genannt. Sie werden getrocknet und dann konsumiert oder es wird das Harz extrahiert. Das Harz wird dann entweder direkt konsumiert oder zu **Haschisch** oder Haschischöl weiterverarbeitet.

In Deutschland ist Cannabis die am häufigsten konsumierte illegale Droge. Viele Erwachsenen zwischen 18 und 60 Jahren hatten in Deutschland Erfahrungen mit Cannabis (30 % der Männer, 18 % der Frauen, Stand 2003).[61]

Inhaltsstoffe

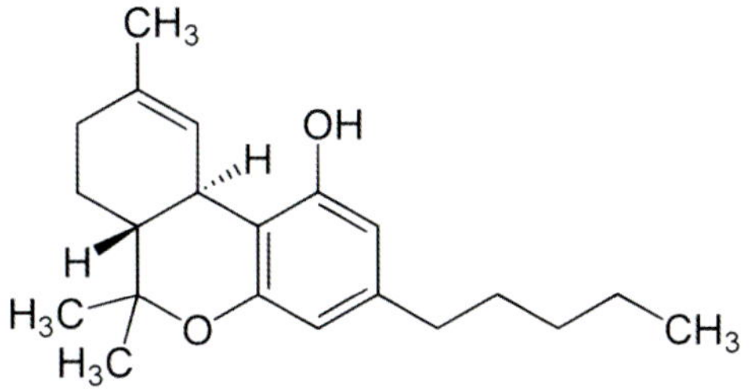

Hauptsächlich psychoaktiv ist **Tetrahydrocannabinol** (THC).

THC beeinflusst unter anderem das Zentralnervensystem des Menschen. Es ist vorrangig für die relaxierende, sedierende und antiemetische Wirkungen verantwortlich.

Anwendung

Die bekanntesten Verwendungsformen sind:

- **Haschisch**
  Das gepresste Harz der Hanfpflanze wird entweder geraucht oder in Fett gelöst zur Zubereitung THC-haltiger Getränke und Speisen verwendet.

[61] https://de.wikipedia.org/wiki/Cannabis_als_Rauschmittel# Verbreitung_in_der_Bevölkerung (zuletzt aufgerufen 23.12.2017)

- **Haschischöl**
  Das mit Lösungsmitteln aus der Pflanze extrahierte ölförmige relativ reine THC wird verdampft und eingeatmet, mit Tabak vermischt, auf Papier geträufelt und gelutscht, geraucht oder zur Zubereitung THC-haltiger Getränke und Speisen verwendet (THC-Gehalt bis zu 80 %).
- **Marihuana**
  Die getrockneten unbefruchteten weiblichen Blütenstände werden geraucht. Der THC-Gehalt schwankt abhängig vom Anbaugebiet zwischen 0,6 % und 12,7 %.

Je nach Anwendungsform dauert es bis zum Eintritt einer Rauschwirkung einige Minuten beim Inhalieren und bis zu einige Stunden bei oraler Aufnahme. Die Wirkung nach Inhalation hält zwei bis drei Stunden an, bei oralem Konsum deutlich länger.

Um Cannabinoide über die Lunge aufzunehmen, müssen sie in eine inhalierbare Form gebracht werden. Durch Erhitzen bis über den Verdampfungspunkt (Verdampfer) oder durch Verbrennen (Rauchen) mit einer speziellen Pfeife werden sie verdampft und können so eingeatmet werden.

Wirkung

Der Rausch kann eine Bewusstseinsverschiebung mit sprunghaftem Denken und eine Störung des Kurzzeitgedächtnisses mit sich bringen. Diese Bewusstseinsveränderung kann positive, aber auch negative Empfindungen hervorrufen. Der Konsument hat den Eindruck, zu tieferen Erkenntnissen und Einsichten zu gelangen, an die er sich im unberauschten Zustand jedoch nicht mehr erinnern kann oder die sich dann als unsinnig oder trivial erweisen.

Meist wird von einer Intensivierung des Gefühlslebens, in der Regel von einem positiveren Lebensgefühl und dem Gefühl der innigeren Verbundenheit mit vertrauten Personen berichtet. Gelegentlich können die Emotionen auch in Angst, Traurigkeit, Misstrauen oder Depersonalisation[62] umschlagen.

Häufige körperliche Effekte sind gerötete Augen, Mundtrockenheit, gesteigertes Hungergefühl, Erhöhung des Pulses, Senkung des Blutdrucks und Müdigkeit bzw. Antriebslosigkeit.

Neben seiner psychotropen Wirkung wie beispielsweise der Angstlösung, wirkt THC entzündungshemmend, gegen Übelkeit und Erbrechen, appetitsteigernd, schmerzlindernd und meistens stimulierend auf das Herz-Kreislaufsystem.

[62] **Depersonalisation**, der Betroffene empfindet seinen Körper, seine Wahrnehmung, sein Denken, Fühlen, Sprechen oder Handeln als verändert, fremd, nicht zu-sich-gehörig, leblos, fern oder unwirklich.

So zeigte sich bei Studien beim Menschen eine medizinische Wirkung bei vielen Autoimmunerkrankungen, wie z. B. der chronischen Darmentzündung, bei der chronischen Arteriosklerose sowie der multiplen Sklerose und verschiedenen anderen neurologischen Erkrankungen.

Die akuten Wirkungen von Cannabis können je nach Person, Wirkstoffanteil, momentaner körperlicher und psychischer Verfassung oder Erfahrung mit der Droge sehr unterschiedlich sein. Der Konsument kann die zu erwartende Wirkung nicht zuverlässig einschätzen.

Kokain

Kokain (auch Cocain) ist ein starkes Stimulans und Arzneimittel. Es findet weltweit Anwendung als Rauschdroge mit hohem psychischem aber geringem körperlichen Abhängigkeitspotenzial.

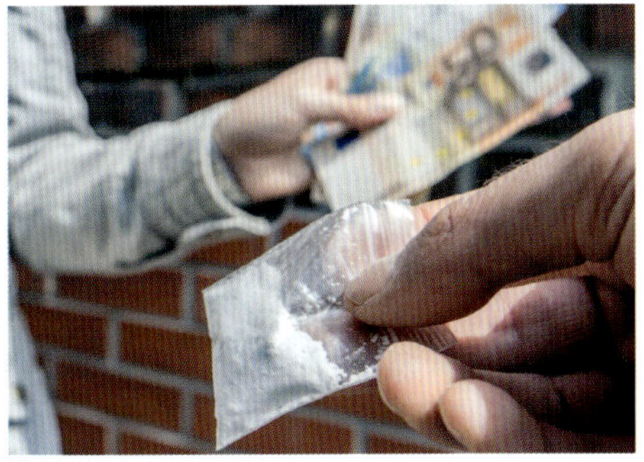

Die Cocapflanze als Quelle des Kokains wird in Südamerika (Bolivien, Peru und Kolumbien) in einer Höhe zwischen 600 und 1.000 m angebaut.

Zur Kokaingewinnung unter Laborbedingungen werden die Blätter des Cocastrauchs zerkleinert und eingeweicht. Die Alkaloide werden mit Lösungsmitteln extrahiert und der Auszug verseift (Esterspaltung).

Die frei gewordenen Ecgonine werden dann mit Benzoylchlorid und Methanol zum Kokain verestert. Auf diese Weise werden auch andere enthaltene Alkaloide in Kokain umgewandelt.

Der Transport in die USA erfolgt teilweise mit extremen Aufwand und unter hohem Risiko.

Inhaltsstoffe

Kokainsulfat („Kokainpaste")

Kokainsulfat ist eigentlich ein Zwischenprodukt bei der Herstellung von Kokainhydrochlorid. Es entsteht bei der Verarbeitung der geernteten Blätter des Cocastrauches unter Zugabe von Wasser und Schwefelsäure.

In Südamerika wird Kokainsulfat allerdings auch häufig vermischt mit Tabak geraucht, da es im Vergleich zu den anderen Kokainformen sehr viel billiger ist.

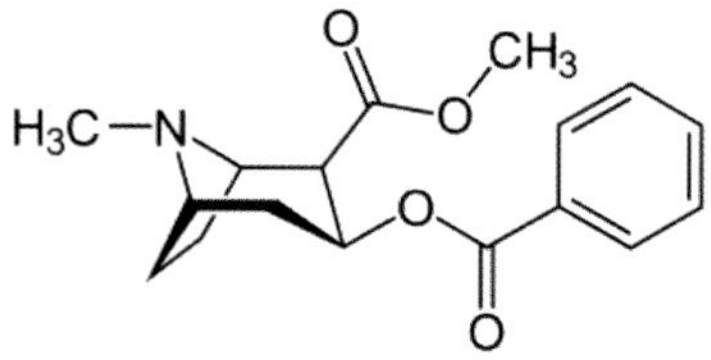

Kokainbase („Freebase")

Kokainbase ist unlöslich in Wasser und somit nicht zum Schnupfen, Essen oder zur Injektion geeignet.

Kokainbase ist ein Zwischenprodukt bei der Herstellung von Kokainhydrochlorid. Auf dem Schwarzmarkt erworbenes Kokainhydrochlorid kann durch Erhitzen in Ammoniakwasser wieder zur Kokainbase zurück verwandelt werden.

Dies ist für die Konsumenten interessant, da Kokainbase sehr viel effektiver geraucht werden kann als Kokainhydrochlorid.

Kokainhydrochlorid

Kokainhydrochlorid ist das Salz, das Kokain mit Salzsäure bildet. Es ist die gebräuchlichste Form von Kokain auf dem deutschen Schwarzmarkt. Das Hydrochlorid ist gut wasserlöslich und daher zum Schnupfen, Essen oder zur Injektion geeignet.

Zum Rauchen eignet es sich schlecht, da es sich erst bei hohen Temperaturen (195 °C) verflüchtigt und dann zu einem großen Teil verbrennt.

Crack

Crack sind gelblich-weisse oder rosa Kristallkörner, die bei 96°C mit knackendem („to crack") bzw. knisterndem („to crackle") Geräusch als freie Kokainbase verdampfen.

Zur Crackherstellung wird Kokainsalz mit Natriumhydrogencarbonat („Natron") vermischt und erhitzt wird. In den USA wird dazu Backpulver verwendet, welches dort ausschließlich aus Natriumhydrogencarbonat besteht.

Crack macht deutlich schneller süchtig als herkömmliches Kokain und ist damit die Droge mit dem höchsten psychischen Abhängigkeitspotenzial.

Anwendung

Der Wirkstoff Kokain kann über unterschiedliche Wege in mehreren Formen konsumiert werden. Diese unterschiedlichen Kokainverabreichungsweisen unterscheiden sich in der Zeit bis zum Wirkungseintritt, der Dauer des Rauschgefühls, der mittleren akuten Dosis, der Wirkstoffhöchstwerte im Plasma, dem Wirkstoffgehalt im konsumierten Material und der Bioverfügbarkeit.

Kokain-Hydrochlorid kann peroral, intranasal (Schnupfen) oder intravenös konsumiert werden. Cocapaste, die freie Base des Kokains und Crack werden geraucht.

Geräuchtes Kokain wirkt innerhalb von 8 bis 10 Sekunden für 5 bis 10 Minuten.

Bei intravenösem Konsum liegen 30 bis 45 Sekunden zwischen Aufnahme und Wirkungseintritt, die Wirkung hält 10 bis 20 Minuten an. Der orale oder intranasale Konsum wirkt deutlich schwächer, dafür aber 30 bis 45 Minuten lang. Der Wirkungseintritt erfolgt beim oralen Konsum nach 10 bis 30 Minuten, intranasal nach 2 bis 3 Minuten. Cocablätter werden in Ländern wie Peru oder Kolumbien gekaut und außerdem traditionell zu einem Tee gekocht, dem eine gesundheitsfördernde Wirkung in vielfältigen Bereichen zugeschrieben wird. Die dadurch aufgenommenen Mengen führen nicht zu dem „Kick", der beim Kokainmissbrauch entsteht.

Wirkung

Kokain ist das älteste bekannte **Lokalanästhetikum**. Wegen seines Abhängigkeitspotentials, der rechtlichen Rahmenbedingungen und der Toxizität wird es inzwischen so gut wie nicht mehr eingesetzt. Kokain diente aber als Leitsubstanz für viele synthetische Lokalanästhetika wie z. B. Lidocain, Benzocain oder Scandicain.

Der Einsatz von Kokain für Eingriffe am Kopf (Augenoperation) ist nach der deutschen Betäubungsmittel-Verschreibungs-Verordnung weiterhin zulässig.

Kokain bewirkt Stimmungsaufhellung (Euphorie), ein Gefühl gesteigerter Leistungsfähigkeit und Aktivität sowie das Verschwinden von Hunger- und Müdigkeitsgefühl.

Das extreme Hochgefühl sowie das schnelle Abklingen der Wirkung steigert das Abhängigkeitspotential der Droge erheblich.

Unter Umständen kann es demnach bereits nach dem ersten Kokainkonsum zu einer psychischen Abhängigkeit kommen. Eine körperliche Abhängigkeit tritt nicht ein.

Eine Besonderheit bei langfristigem Kokainmissbrauch ist das Auftreten des sogenannten Dermatozoenwahns. Der Patient hat das Gefühl, dass sich Insekten unter seiner Haut bewegen.

Kokain wird auch als „Ego-Droge" bezeichnet. Der Patient entwickelt ein krankhaft gesteigertes Selbstbewusstsein und kann sich so zum asozialen und kriminellen Egoisten entwickeln.

Nebenwirkungen

Kokain bewirkt eine Erhöhung der Atem- und der Pulsfrequenz. Es können Störungen des Atemrhythmus auftreten (Cheyne-Stokes-Atmung). Die Erhöhung des Blutdruckes kann Herzrhythmusstörungen oder auch einen Schlaganfall auslösen.

Durch die Störung der Gefühle für Hunger, Durst, Schlaf und Wachen kann es zu starken Mangelerscheinungen kommen. Massiver Schlafentzug aufgrund von Kokainkonsum kann zu paranoiden Halluzinationen, Verfolgungsängsten, zeitlicher und örtlicher Desorientierung, gesteigerter Nervosität und Aggressivität führen.

Beim Rauchkonsum von Kokain werden die Schleimhäute (Lippen, Mundhöhle, Atemwege, Bronchien) geschädigt. Bei chronischem Konsum durch die Nase kann es zur Schädigung der Nasenscheidewand kommen und sogar zu deren Durchlöcherung.

Nach dem Kokainrausch kann eine Depression auftreten. Dieser Zustand lässt die Konsumenten nicht selten wieder zur Droge greifen, um der „Kokaindepression" zu entkommen. Dieser Mechanismus ist gefährlich, da er schnell zu einer Abhängigkeit führen kann.

Überdosierung

Beim Schnupfen von Kokain beträgt die lebensbedrohliche Dosis 1,2 bis 1,4 g, beim Spritzen von Kokain zwischen 0,75 und 0,8 g.

Beim Konsum von Freebase bzw. Crack ist die lebensbedrohliche Dosis variabel und unberechenbar, die Gefahr der Überdosierung ist wegen der schnellen Aufnahme des hochkonzentrierten und in der Regel reinen Stoffes besonders hoch.

Von einer Überdosierung kann dann gesprochen werden, wenn der Drogenkonsument keine positive Wirkung mehr spürt. Erste sichtbare Hinweise sind erweiterte Pupillen, leichte Krämpfe, Koordinationsstörungen, massiv erhöhte Körpertemperatur und Händezittern. Weitere Hinweise sind erhöhte Ängstlichkeit, Angetriebensein, Paranoia, Aggressivität, Halluzinationen, Übelkeit, Erbrechen und Herzrhythmusstörungen.

Erste Hilfe

Bei einem Kokain-Notfall ist es zunächst wichtig, eine vertrauensvolle und beruhigende Atmosphäre zu schaffen. Nur so kann man herauszufinden, welche Substanz und auf welche Weise sie eingenommen wurde (Talk Down).

Atmung, Puls und wenn möglich Blutdruck lassen sich in der beruhigten Situation dann kontrollieren.

Bei Atmungsproblemen (Cheyne-Stokes-Atmung) sollte der Drogenkonsument wenn möglich mit Sauerstoffzusatz (4 Liter pro Minute) beatmet werden.

Opiate

Opium ist der durch Anritzen gewonnene getrocknete Milchsaft unreifer Samenkapseln des Schlafmohns (Papaver *somniferum L.*). Im Verlauf des Trocknungsprozesses entsteht aus dem Milchsaft durch Oxidation eine braune bis schwarze Masse, das Rohopium.

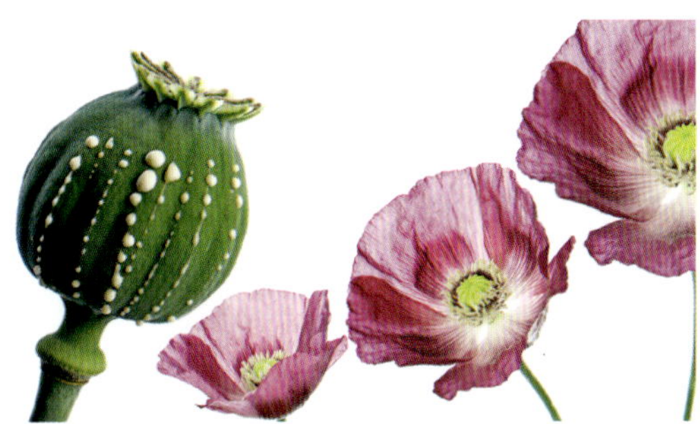

Inhaltsstoffe

Die wirksamen Hauptbestandteile des Opiums sind das Morphin (ca. 12 %), Codein (ca. 6 %), Thebain (ca. 1 %) und 34 weitere Alkaloide. Diese wirken in ihrer natürlichen Zusammensetzung synergistisch. Die analgetischen und die spasmolytischen Eigenschaften ergänzen sich.

Anwendungsformen

Vom Rohopium zu unterscheiden ist das **Rauchopium** (auch *Chandu* genannt), dessen Dampf inhaliert wird. Rauchopium wird durch mehrmaliges Erhitzen, Kneten und vorsichtiges Rösten des Rohopiums, nachfolgender Wasserextraktion und mehrmonatiger Fermentation mit dem Schimmelpilz Aspergillus niger hergestellt. Durch dieses aufwändige Verfahren werden Nebenalkaloide wie Codein, Papaverin und Narcotin weitgehend zerstört und der Morphingehalt erhöht.

Rauch- oder Rohopium kann aber auch in Alkohol gelöst (Opiumtinktur) eingenommen oder in fester Form gegessen werden.

Wirkung

Opium wurde historisch als Schmerz- und Schlafmittel sowie als Rauschmittel eingesetzt. Es spielte in der Antike und im Mittelalter als Bestandteil von Theriak und von Schlafschwämmen eine wichtige Rolle. Opiumtinktur, besser bekannt als Laudanum, fand in der Medizin bis in das frühe 19. Jahrhundert breite Verwendung.

Neben seiner schmerzstillenden Wirkung ist Opium appetithemmend und wirkt gegen Durchfall, da es die Darmmotilität lähmt. Weiterhin wirkt es allgemein beruhigend und schlaffördernd.

Das Suchtpotential von Opiumtinktur ist sehr gering, da sie sehr bitter schmeckt.

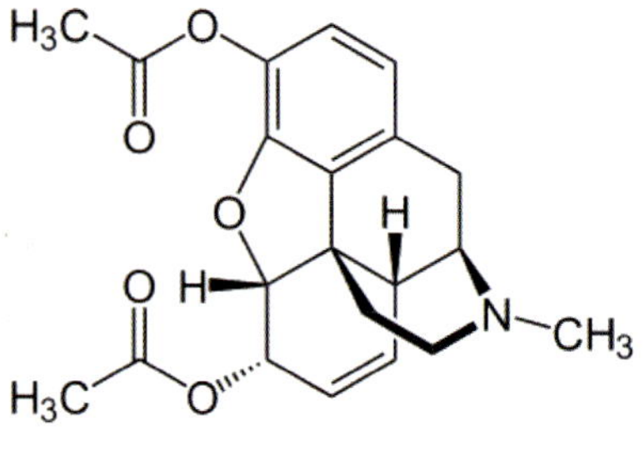

Heroin – Diacetylmorphin

Heroin oder Diamorphin, ist ein stark analgetisches Opioid mit einem sehr hohen Abhängigkeitspotential bei jeder Anwendungsform.

Die therapeutische Verwendung von Heroin ist in den meisten Ländern verboten.

Inhaltsstoffe

Ausgangssubstanz für Heroin ist das Morphin. Gewonnen wird Morphin aus Rohopium, dem getrockneten Milchsaft aus den Samenkapseln des Schlafmohns *(Papaver somniferum)*.

Zur Herstellung von Heroin wird Morphin mit Essigsäureanhydrid (= Acetanhydrid) oder Essigsäurechlorid acetyliert. Reines Heroin ist ein farbloser kristalliner Feststoff.

Anwendungsformen

Intravenöser Konsum

Der intravenöse Konsum (umgangssprachlich „fixen“) ist die bekannteste Konsumform.

Da die Heroinbase nicht in Wasser löslich ist, braucht man einen Hilfsstoff, um sie in Lösung zu bringen. Das Heroin wird meistens auf einem Löffel mit einer Säure (pulverige Ascorbinsäure = Vitamin C) oder mit Wasser verdünntem Zitronensaft erhitzt und danach durch einen Filter aufgezogen. Das Aufkochen mit der Säure erzeugt die für die intravenöse Injektion notwendige wässerige Heroinlösung.

Bei intravenösem Konsum von Heroin steigt die die Abhängigkeit am schnellsten. Allerdings kann die Injektion von reinem Heroin, wenn der Konsument unsauber arbeitet, zu Abszessen führen. Zittern als Entzugserscheinung führt zu einer erhöhten Verletzungsgefahr bei der Selbstinjektion. Es besteht die Gefahr, die Vene zu verfehlen und sich ein Depot unter die Haut zu spritzen.

Die Benutzung derselben Kanüle durch mehrere Personen oder das Aufteilen einer aufgekochten Heroinlösung birgt das Risiko einer Infektion mit HIV und anderen durch das Blut übertragbaren Krankheiten (z. B. Hepatitis B usw.).

Durch die Strecksubstanzen in Schwarzmarktheroin (Strychnin und viele andere) kann es zu lebensbedrohlichen Vergiftungen kommen.

Intranasaler Konsum

Ähnlich wie beim Kokain wird das Heroin zu feinem Pulver zermahlen und mit einem Schnupfröhrchen durch die Nase eingesogen und eingeatmet, wodurch es direkt auf die Nasenschleimhaut gelangt. Dort geht es umgehend in die Blutbahn über und entfaltet seine Wirkung.

Wird Heroin über einen längeren Zeitraum direkt auf die Nasenschleimhaut aufgebracht, trocknen die Schleimhäute aus und können reißen. Die Folge ist eine Neigung zu Nasenbluten. Da die Nasenschleimhaut zu den Teilen des menschlichen Körpers gehört, die sich nach einer toxischen Schädigung meistens nicht mehr regenerieren, kann die Nasenscheidewand bei extremen Konsum Löcher bekommen.

Inhalation

Beim Rauchen wird das Heroin auf einem Stück Alufolie verdampft. Dieser Dampf wird mit einem Röhrchen inhaliert.

Beim Inhalieren von Heroin kann die Dosierung relativ gut kontrolliert werden. Aufgrund des sofortigen Wirkungseintritts wird eine drohende Überdosis bemerkt, bevor eine zu große Menge konsumiert wurde.

Oraler Konsum

Der orale Konsum von Heroin ist nicht weit verbreitet. Der Grund dafür ist, dass sich der Wirkungseintritt stark verzögern kann, die Wirkung nur langsam eintritt und sich der Rausch auch noch nach Stunden intensivieren kann. Es fehlt also die nötige Kontrolle über die Wirkung.

Wirkung

Heroin hat ähnlich wie Morphin eine euphorisierende und analgetische Wirkung; normaler Schlaf wird durch seine Verabreichung aber eher gestört. Es wirkt je nach Applikationsform mit einer Halbwertszeit von vier bis sechs Stunden.

Bei einem neuen Konsumenten erzeugt Heroin oft Bechreiz und wirkt atemdepressiv.

Bei einer Überdosierung ist hauptsächlich die Atemdepression gefährlich.

Werden Heroin und Benzodiazepine (Valium, Tavor usw.) gemeinsam eingenommen, besteht die Gefahr eines akuten Atemstillstandes, da sowohl Heroin als auch die Benzodiazepine atemdepressiv wirken.

LSD – Lysergsäurediethylamid

Lysergsäure-diethyl-amid, kurz LSD, ist ein Derivat der Lysergsäure, die als Mutterkornalkaloid[63] natürlich vorkommt.

LSD ist eines der stärksten bekannten Halluzinogene. Es ruft schon in sehr geringen Dosen lang andauernde halluzinogene Wirkungen hervor.

Pharmakologisch gehört LSD zur Gruppe der serotoninverwandten, psychedelischen Substanzen. LSD wird im englischen Sprachraum auch **Acid** („Säure") genannt.

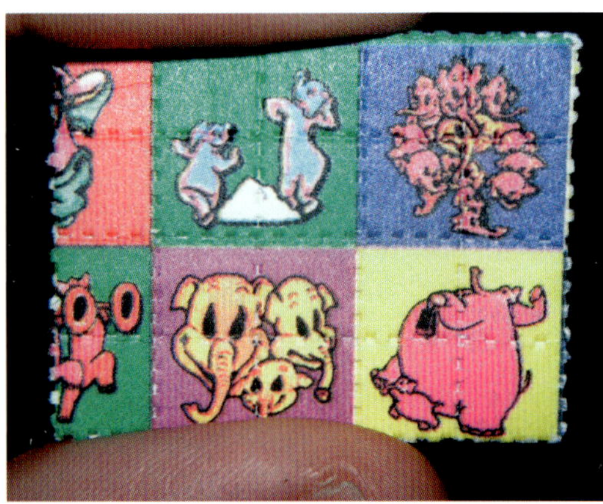

Anwendung

LSD wirkt bereits in sehr niedrigen Dosierungen ab 25 µg, die übliche Dosierung beträgt 50 bis 300 µg. Wird LSD innerhalb ein bis zwei Wochen wiederholt eingenommen, dann verliert es einen großen Teil seiner Wirkung.

Die Droge wird normalerweise auf Papierstücke aufgebracht, sogenannte Tickets, Pappen oder Trips, die dann gelutscht oder geschluckt werden.

Man kann LSD aber auch als Lösung in Wasser, auf Würfelzucker, als Kapsel- oder in Tablettenform einnehmen.

Wirkungen

Die Wirkung setzt in der Regel innerhalb zehn Minuten nach der Einnahme ein. Aber es wurde auch schon von Verzögerungen bis zu 3 Stunden beobachtet. Dies hängt von individuellen Eigenschaften des Konsumenten und vom verabreichten Material ab.

Die Dauer eines LSD-Erlebnisses liegt in der Regel zwischen fünf und zwölf Stunden, abhängig von Dosierung, Körpergewicht und Alter des Konsumenten.

63 Das Mutterkorn (lateinisch Secale cornutum) ist die Dauerform des Pilzes Claviceps purpurea, der vor allem die Roggenpflanze befällt. Die Mutterkornalkaloide erzeugen Darmkrämpfe, Durchblutungsstörungen und Halluzinationen. Sie werden in der Geburtshilfe zur Blutstillung eingesetzt, da sie Uteruskontraktionen bewirken.

Körperliche Wirkungen

Sympathische Wirkungen umfassen eine Beschleunigung der Herzfrequenz, Ansteigen des Blutdrucks, Erweiterung der Pupillen, Verschwimmen der Seheindrücke und Sehunschärfe, starkes Schwitzen, Zusammenziehen der peripheren Arterien, Hände und Füße werden kalt und färben sich bläulich, Aufrichten der Körperhaare.

Die häufigsten parasympathischen Wirkungen sind die Verlangsamung der Herzfrequenz, Absinken des Blutdrucks, übermäßige Speichelbildung, Tränenfluss, Durchfall, Übelkeit und Erbrechen.

Häufige motorische Erscheinungen sind eine verstärkte Muskelspannung, Zuckungen und Krämpfe, mannigfaltige Formen von Zittern sowie komplizierte Verrenkungsbewegungen. Es kann aber auch eine völlige Lockerung der Muskulatur auftreten.

Psychische Wirkungen

LSD verändert die Wahrnehmung. Der Konsument erlebt seine Gegenwart intensiver, sein Zeitempfinden verändert sich und die Umgebungsereignisse treten deutlicher hervor. Hinzu kommen optische, sensorische und akustische Wahrnehmungsveränderungen. Reale Gegenstände können als plastischer empfunden und „bewegt" erlebt werden (z. B. der Tisch verrenkt sich und tanzt).

Das Erinnerungsvermögen an das Erlebte ist meistens nicht eingeschränkt.

Eine euphorische Grundstimmung, ausgelöst beispielsweise durch eine als schön empfundene Landschaft und Musik, kann den ganzen Rausch über anhalten und den gesamten Verlauf der Erfahrung bestimmen.

Es können aber auch bestehende Ängste und Depressionen einen sogenannten „Horrortrip" auslösen, der als äußerst unangenehm und als vom Konsumenten nicht mehr steuerbar empfunden wird.

Risiken

LSD kann eine akute Psychose auslösen, wenn hierzu eine Veranlagung vorliegt.

Der Konsument kann unter LSD-Einfluss Gefahren nicht mehr richtig einschätzen. Er fühlt sich „allmächtig". Dieses Gefühl der Allmacht oder der Unsterblichkeit kann schwere Unglücksfälle zur Folge haben. So stellte sich ein Berauschter in seiner Verwirrung vor ein fahrendes Auto, weil er sich unverwundbar fühlte. Ein Anderer glaubte, fliegen zu können und sprang aus dem Fenster.

Ecstasy

3,4-Methylendioxy-N-methylamphetamin (MDMA) ist als weltweit verbreitete Partydroge bekannt. Der Begriff MDMA wird synonym mit Ecstasy gebraucht.

Ecstasy, auch XTC, ist ein um 1980 entstandener Begriff für sogenannte „Partypillen", die zunächst fast ausschließlich MDMA enthielten.

Anwendung

Ecstasy wird in der Regel in Tabletten- oder Kapselform produziert und ist mit einem Trägermittel vermengt. Die Wirkdauer liegt in der Regel bei vier bis sechs Stunden.

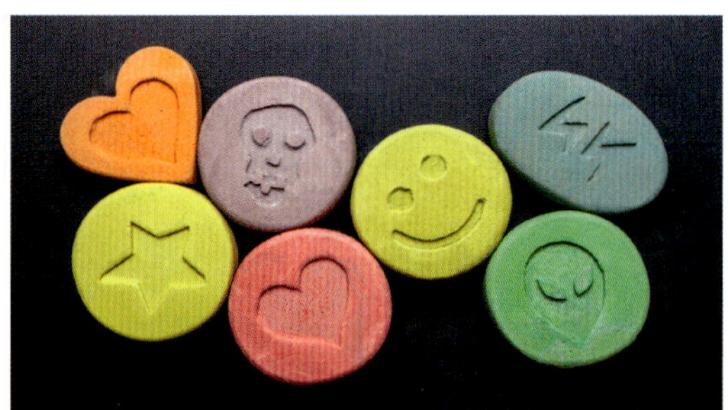

Wirkungen

Körperliche Wirkungen

MDMA bewirkt die Ausschüttung von Serotonin und Noradrenalin, und mit etwas schwächerer Wirkung auch Dopamin, was zu einem pathologischen Zunahme dieser Botenstoffe im Gehirn führt. Diese Transmitter prägen entscheidend die Stimmungslage des Menschen.

Das Hunger- und Durstgefühl sowie das Schmerzempfinden werden reduziert. Es kommt zur Erhöhung von Puls und Blutdruck. Die Körpertemperatur kann bis auf 42 °C ansteigen. Dies wird durch exzessive körperliche Verausgabung (Tanzen) und zu geringe Flüssigkeitszufuhr begünstigt. Durch MDMA wird die Atemfrequenz gesteigert und die Pupillen geweitet. Es kommt zu Mundtrockenheit.

Viele Konsumenten empfinden außerdem eine erhöhte physische Sensibilität. Berührungen werden als überdurchschnittlich angenehm empfunden. Daher nennt man Ecstasy auch „Kuscheldroge".

Psychische Wirkungen

Ecstasy fördert die soziale Annäherung, da Bedrohungen nicht mehr so stark wahrgenommen werden. Die Droge kann aber auch zu erhöhter Aggressivität führen.

Risiken

Unerwünschte Wirkungen sind die Abschwächung des Geschmackssinns, Erektions- und Orgasmusstörungen.

Besonders bei Überdosen oder bei regelmäßigem Konsum können weitere unerwünschte Nebenwirkungen eintreten wie z. B. Muskelkrämpfe insbesondere der Kaumuskulatur, Muskelzuckungen, Augenzittern, Brechreiz, depressive Episoden, schwere Kreislaufstörungen und starkes Schwitzen.

Die Kombination mit Alkohol oder anderen Drogen ist sehr gefährlich. Die Austrocknung durch zu geringe Flüssigkeitsaufnahme sowie die Überhitzung sind besondere Risikofaktoren.

Designerdrogen (Legal Highs)

Designerdrogen sind synthetisch hergestellte Suchtstoffe. In der Regel wird eine geringfügige chemisch-strukturelle Änderung einer bekannten Rauschdroge vorgenommen und die erhaltene Substanz dann getestet.

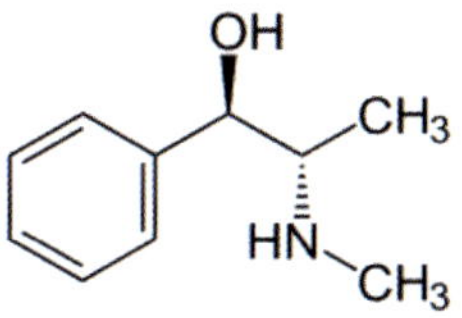

OH, CH_3, HN, CH_3

Ephedrin

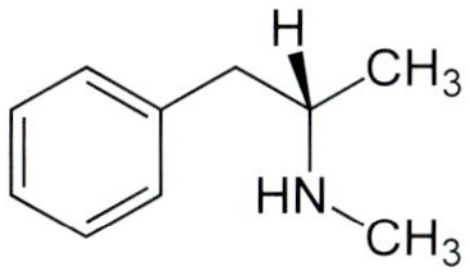

H, CH_3, HN, CH_3

Crystal Meth (Pervitin)

Als Beispiel wird die Struktur von Cristal-Meth (früher Pervitin[64]) gezeigt, welches sich vom Ephedrin ableitet. Ephedrin ist ein Stoff, der in der Pflanze Ephedra „Meerträubel" natürlich vorkommt. Ephedrin gehört in die Gruppe der Amphetamine. Es wurde früher häufig zur Behandlung von Bronchialasthma verwendet. Eine nur geringfügige Veränderung der Struktur machte daraus einen gefährlichen Suchtstoff.

Da derzeit nur bereits bekannte Stoffe vom Betäubungsmittelgesetz erfasst werden, können neue Rauschmittel entwickelt und bis zu einer eventuellen Gesetzesänderung straffrei vertrieben werden.

Die Zahl neu entdeckter Substanzen auf dem europäischen Drogenmarkt wächst ständig. Es werden immer wieder neue Stoffe hergestellt, um das Betäubungsmittelgesetz zu umgehen. Die gesundheitlichen Folgen sowie deren Wirkung sind für Konsumenten oft katastrophal.

64 *Pervitin* wurde im 2. Weltkrieg hauptsächlich bei der Luftwaffe als Wachhaltemittel eingesetzt.

Wirkung

Die Wirkung von Designerdrogen zielt in der Regel auf einen Rauschzustand ab.

Grundsätzlich sind dabei verschiedene Stoffe zu unterscheiden.

1. **Räuchermischungen**
   enthalten meistens synthetische Cannabinoide und sollen einen Cannabis-ähnlichen Rauschzustand erzeugen.
2. **Badesalze**
   bestehen hauptsächlich aus amphetaminähnlichen Stoffen und können daher auch einen amphetaminähnlichen Rauschzustand auslösen.
3. **Herbal Ecstasy**
   besteht oft aus Holzrosensamen[65] vermischt mit synthetischen Zusatzstoffen. Die Wirkung ist kaum vorhersehbar. In der Regel kennt auch niemand genau die Inhaltsstoffe.

Alle diese verschiedenen Substanzen sollen entweder einen angenehmen Rauschzustand herbeiführen oder aber stark belebend bis halluzinogen wirken.

Gefahren

Bei den meisten Substanzen handelt es sich um „Experimentalchemie" oder um Abfälle aus der Pharmaindustrie.

Für diese Stoffe sind weder die genaue Wirkweise noch eventuelle Kurz- und Langzeitfolgen ausreichend bekannt und dokumentiert. Auch ist der Reinheitsgrad der Stoffe nicht sichergestellt. Damit können jederzeit giftige Verunreinigungen enthalten sein.

Nebenwirkungen wie Angstzustände, Kopfschmerzen, Übelkeit, Herzrasen, Kreislaufprobleme, Kreislaufversagen, Ohnmacht, Wahnvorstellungen und akute Psychosen sind in der Literatur beschrieben. Es sind auch mehrfach lebensbedrohlichen Organschäden (Rhabdomyolyse[66]) vorgekommen. Da einige Substanzen ein starkes Bedürfnis zur Dosissteigerung hervorrufen, ist sehr leicht eine Überdosierung möglich. Dies ist unter Umständen lebensgefährlich.

[65] Die Hawaiianische Holzrose (Argyreia nervosa) ist eine Kletterpflanze. Man findet sie auf Hawaii, in Indien, Australien und Afrika. Die Pflanze wird in der Volksheilkunde dieser Regionen als Stärkungsmittel und als Aphrodisiakum eingenommen.

[66] Unter Rhabdomyolyse versteht man die Auflösung quergestreifter Muskelfasern. Dazu gehören die Skelettmuskulatur sowie die Herzmuskulatur und das Zwerchfell. Eine gefürchtete Komplikation der Rhabdomyolyse ist das akute Nierenversagen, da sich der Nierenfilter durch die freigesetzten Proteinmoleküle verstopft.

Die naturheilkundliche Behandlung von psychischen Erkrankungen

Schwere Psychosen sind die Domäne der psychiatrischen Klinik, besonders wenn eine Suizid- oder Morddrohung vorliegt. In der Praxis sind leichtere Formen psychischer Störungen jedoch viel häufiger.

Bei der Behandlung einer leichten Depression und in der Nachbehandlung der Akutphase einer psychischen Erkrankung kann die Naturheilkunde, besonders die Spagyrik mit ihren wirkungsvollen Destillaten (Soluna und Phönix), die anthroposophische Heilkunde, die Phytotherapie mit pflanzlichen Urtinkturen (Ceres) aber auch die Akupunktur eine erfolgreiche, schonende und preisgünstige Alternative anbieten.

Arzneimittelfamilien

Wenn wir die naturheilkundlichen Arzneimittel betrachten, die sich zur Behandlung psychischer Erkrankungen eignen, dann kann man verschiedene Arzneimittelfamilien erkennen.

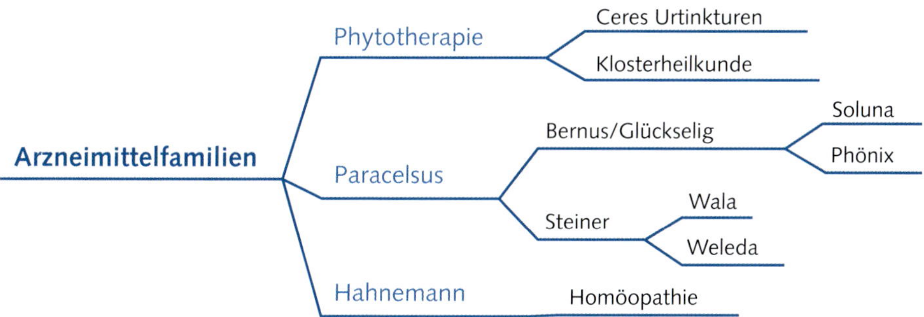

Die Phytotherapie

Die wahrscheinlich ältesten Arzneimittel sind Zubereitungen aus Heilpflanzen. Sie wurden in der europäischen Kultur bis ins Mittelalter nahezu ausschließlich verwendet. Um 1000 nach Christus war die Blütezeit der europäischen Kräuterheilkunde, die hauptsächlich in den Klöstern gepflegt wurde.

Eine der bedeutendsten Vertreterinnen der mittelalterlichen Klosterheilkunde war **Hildegard von Bingen** (1098–1179).

Die Menschen haben im Laufe der Jahre gelernt, aus den Heilpflanzen einzelne Bestandteile zu isolieren, zum Beispiel das Alkaloid Atropin aus der Pflanze Atropa Belladonna (Tollkirsche).

Bei diesen Isolierungs- und Verstärkungsversuchen sollte man jedoch nie vergessen, dass jede Pflanze ein in sich vollkommenes und ausgeglichenes System darstellt, welches wir nicht wirklich verbessern können.

Dabei betrachte ich die Konzentrierung von Heilpflanzenauszügen durch Auszug mit einem Alkohol-Wasser-Gemisch und durch Destillation nicht als unzulässige Veränderung. Die Erfahrung zeigt uns, dass eine positive Veränderungen der Heilwirkung möglich ist und sei es nur insoweit, dass die Heilwirkung erhalten, die Giftwirkung jedoch verringert und damit die Verträglichkeit verbessert wird.

In der Regel wird man Heilpflanzen heute ohnedies nicht roh aus der Natur verzehren können. Zubereitungen sind also meistens erforderlich.

Die spagyrischen Verfahren (Paracelsus)

Theophrastus Bombastus von Hohenheim, genannt **Paracelsus** (1493–1541), entwickelte die klösterliche Pflanzenheilkunde weiter.

Inspiriert durch arabische und jüdische Ärzte fügte er den Heilpflanzenauszügen Mineralien und Metalle hinzu. Durch seine umfassenden Kenntnisse der Heilpflanzen, Metalle und Mineralien konnte er wirkungsvollere Heilmittel herstellen, als sie damals allgemein verfügbar waren.

Das Verfahren, welches er anwendete, nannte er „Spagyrik". Es handelt sich dabei um die Anwendung von alchemistischen Verfahren zur Herstellung von Arzneimitteln.

Moderne spagyrische Verfahren (Soluna, Phönix)

Alexander von Bernus (1880–1965)
entwickelte nach gründlichem Studium der Schriften des Paracelsus zunächst in Heidelberg und später in Donauwörth das Solunaverfahren. Ihm stand ab den 1920-iger Jahren Conrad Johann Glückselig für ca. 7 Jahre zur Seite.
Das Solunaverfahren ist ein zyklisches Verfahren. Das bedeutet, dass Rückstände des Vorläuferprozesses die Grundlage für den aktuellen Prozess bilden. Diese Rückstände

werden nun durch frische Kräuter und Mineralien ergänzt. Der aktuelle Ansatz wird neu destilliert. Das erhaltene Destillat ist das Solunat. Mit den Destillationsrückständen beginnt nun ein neuer Kreislauf.
Das Laboratorium Soluna ist heute noch in Donauwörth.

Conrad Johann Glückselig (1864–1934)
machte sich selbständig und gründete das Laboratorium Phönix. Dort stellte er sehr wirkungsvolle spagyrische Heilmittel her, die sich ebenfalls an den alten Schriften des Paracelsus orientierten. Gleichzeitig suchte er auch eine Verbindung zur Irisdiagnostik zu finden.
Das Phönixverfahren ist ein lineares Verfahren. Jeder Ansatz wird frisch zubereitet und verwendet keine Rückstände aus dem Vorläuferprozess.
Das Laboratorium Phönix ist heute in Bondorf bei Stuttgart.

Anthroposophische Verfahren (WALA, WELEDA)

Rudolf Steiner (1861–1925)
gilt als Begründer der anthroposophischen Weltanschauung. Rudolf Steiner war mit Alexander von Bernus eng befreundet.
Rudolf Steiner befasste sich intensiv mit den Schriften des Paracelsus, die geistigen Grundlagen der anthroposophischen Lehre sind jedoch hauptsächlich bei **Johann Wolfgang von Goethe** (1749–1832) zu finden.
Die Anthroposophie gibt Anregungen für verschiedene Lebensbereiche, etwa Pädagogik (Waldorfpädagogik), Kunst (anthroposophische Architektur), Medizin oder Landwirtschaft (Demeter-Landwirtschaft).
Viele anthroposophische Heilmittel werden heute von den beiden Firmen WALA (Bad Boll) und WELEDA (Arlesheim, Schweiz) hergestellt und vertrieben.
Während Soluna und Phönix keine Tierstoffe verarbeiten, stellen WALA und WELEDA auch Heilmittel unter Verwendung tierischer Produkte her. Besonders mit den Organpräparaten der Firma WALA kann man bei psychischen Erkrankungen bemerkenswerte Heilerfolge erzielen.
Interessant ist auch die Verbindungen zwischen Heilpflanzen und Metallen (z. B. Bryophyllum argento cultum). Heilpflanzen, die unter der Einwirkung von Metallen kultiviert werden, erfahren eine deutliche Wirkungsverstärkung.

Die Homöopathie

Samuel Hahnemann (1755–1843) war ein deutscher Arzt und Chemiker. Er ist der Begründer der Homöopathie.

Hahnemann war von einem unermüdlichen Forscherdrang getrieben. Viele der damals regelmäßig verwendeten Stoffe waren jedoch sehr giftig wie z. B. Aconitum, Belladonna, Arsenicum album und viele mehr. Um mit diesen Stoffen arbeiten zu können, versuchte er ihre Giftwirkung zu verringern. Das machte er bei festen Stoffen durch Verreiben mit Milchzucker und bei Flüssigkeiten durch Verdünnen mit Alkohol und gründlichem Verschütteln.

Hierbei verringerte sich nicht nur die Giftwirkung, sondern es zeigten sich auch neue Arzneimittelwirkungen. Diese Erkenntnis war die Geburtsstunde der Homöopathie.

Die Homöopathie stellt heute eine Vielzahl von Stoffen für medizinische Zwecke bereit. Auch alle Metalle, die wir zur Behandlung psychischer Krankheiten verwenden, kann uns die Homöopathie liefern.

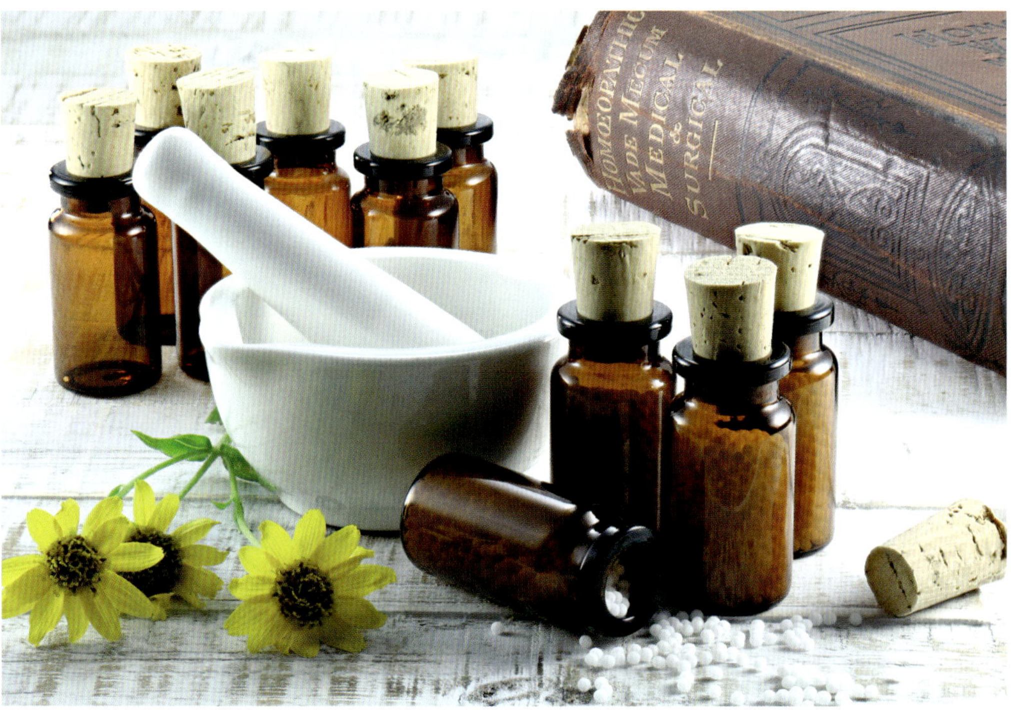

Zubereitung von Heilpflanzenarzneien

Die Zubereitung von Heilpflanzenarzneien ist im Deutschen Arzneibuch (DAB) verbindlich beschrieben.

Die Teezubereitung

Es gibt drei grundsätzliche Verfahren:

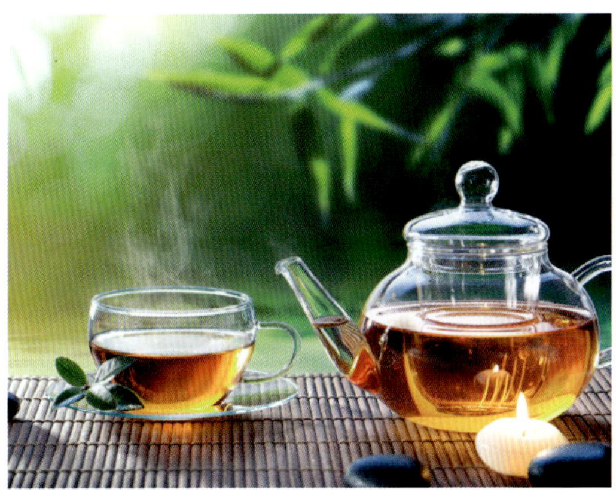

Der Aufguss – Infus

Man gibt die vorgeschriebene Drogenmenge[67] in ein Glas- oder Porzellangefäß[68] und übergießt sie mit heißem (nicht sprudelnd kochendem) Wasser. Dann lässt man den Aufguss nach Vorschrift 5 bis 20 Minuten abgedeckt ziehen. Das Abdecken ist wichtig, weil sich sonst die ätherischen Öle verflüchtigen.
Der Tee wird abgeseiht und ist nun trinkfertig. Dieses Verfahren wird für Blüten und zarte Blätter angewendet.

Die Abkochung – Decoct

Die Drogen werden in die vorgeschriebene Menge kalten Wassers gegeben. Der Ansatz wird bis zum Kochen erhitzt. Die Kochzeit beginnt erst, wenn das Wasser sprudelt. Nach Ende der Kochzeit (meistens 5 bis 10 Minuten) lässt man den Ansatz langsam abkühlen, seiht ab und kann den Tee dann trinken.
Dieses Verfahren wird für Rinden, Hölzer und Wurzeln angewendet.

Der Kaltauszug – Mazeration

Die Teemischung wird mit der vorgeschriebenen Menge kalten Wassers angesetzt und über Nacht (6 bis 10 Stunden) stehen gelassen. Dann wird abgeseiht und die Flüssigkeit auf Trinktemperatur erwärmt.

---

67 Pflanzen und Pflanzenteile (z. B. Blüten, Blätter, Rinde, Wurzeln) werden in der Pharmazie unabhängig von ihrer jeweiligen Wirkung als „Drogen" bezeichnet.

68 Metallgefäße sind ungeeignet, da Metallionen die Pflanzenwirkstoffe verändern könnten.

Dieses Verfahren wird für zarte Blüten und für Schleimdrogen angewendet.
Aber es gibt auch Drogen, die das Erhitzen nicht gut vertragen. Ein Beispiel dafür ist der indische Nierentee, Folia Orthosiphonis. Er ist als Kaltauszug um ein Vielfaches wirkungsvoller, als wenn man ihn als Aufguss zubereitet.

Herstellung von Tropfen

Die Herstellung von Arzneimitteln durch die Apotheke ist im DAB geregelt. Demnach werden Drogenauszüge mit Wasser oder mit anderen Lösungsmitteln[69] hergestellt.

Man unterscheidet Tinkturen und Fluidextrakte.

Die Tinktur

ist ein alkoholischer Drogenauszug, bei dem 1 Teil Drogen mit mindestens 2 aber höchstens 10 Teilen Lösungsmittel ausgezogen wird.

Der Fluidextrakt

wird durch Mazeration oder Perkolation mit einem Lösungsmittel hergestellt. Dabei wird aus 1 Teil Drogen höchstens 2 Teile Fluidextrakt gewonnen.

Die Mazeration

Die zerkleinerte Droge wird mit dem Lösungsmittel übergossen. Man lässt den Ansatz 5 Tage bei Raumtemperatur stehen, wobei mehrmals täglich umgeschüttelt wird. Das überstehende Lösungsmittel (Überstand) wird abgegossen und die Droge wird ausgepresst.

Der Überstand und die Pressflüssigkeit werden vereint und 5 Tage bei 15 °C stehen gelassen. Dann wird der Ansatz filtriert und der Fluidextrakt ist fertig.

Die Perkolation

Als Perkolation bezeichnet man das kontinuierliche Ausziehen einer Droge mit stets frischem Lösungsmittel.

Ein Perkolator funktioniert im Prinzip wie eine Kaffeemaschine. Es ist ein weites, senkrecht stehendes Glasrohr, welches unten mit einem Glashahn verschlossen ist. Die zerkleinerte und bereits mit dem Lösungsmittel durchfeuchtete Droge wird locker in das Glasrohr gefüllt. Von oben her tropft langsam Lösungsmittel zu und unten tropft der Drogenauszug

69 Als Lösungsmittel wird meistens eine 40% - 70%-ige Ethanol-Wasser-Mischung verwendet.

„das Perkolat“ ab. Wenn die Droge erschöpft ist, wird der Drogenrückstand ausgepresst. Das Perkolat und die Pressflüssigkeit werden zum Fluidextrakt vereint.

Man kann die so erhaltenen Auszüge auch trocknen. Auf diese Weise kann man pflanzliche Arzneiwirkstoffe in Tabletten oder Dragees „verpacken“.

Herstellung einer homöopathischen Urtinktur

Die Urtinktur ist das Ausgangsprodukt für die Anfertigung eines homöopathischen Pflanzenarzneimittels. Wie sie hergestellt wird und wie sie beschaffen sein muss, wird durch das „Homöopathische Arzneibuch (HAB)“ in der jeweils gültigen Ausgabe geregelt.

Beispiel:
Für Arnica montana schreibt das HAB (auszugsweise) vor:

- Stammpflanze:
  Arnica montana L. Fam. nat.: Compositae
- Angewandter Pflanzenteil:
  Vorsichtig getrockneter und gepulverter Wurzelstock nebst den Wurzeln.
- Bereitung der Arzneiform:
  Zur Tinktur nach § 4[70] mit 90 %igem Weingeist. Die 2. und die 3. Dec.-Potenz werden mit 90 %igem, die 4. wird mit 60 %igem und die höheren Verdünnungen werden mit 45 %igem Weingeist bereitet.
- Charakteristik der Arzneiform:
  Die Tinktur ist von bräunlichgelber Farbe, von dem charakteristischen Geruch der Wurzel und von gewürzigem, brennenden Geschmack.
  usw.
- Arzneigehalt der Tinktur: 1/10
  usw.

[70] § 4 HAB schreibt vor, dass die Tinktur durch Perkolation herzustellen ist.

Therapie mit Heilpflanzen – Urtinkturen

Herstellung einer Ceres-Urtinktur

Eine Ceres-Urtinktur[71] unterscheidet sich von einer homöopathischen Urtinktur nach HAB.

Roger Kalbermatten, der Entwickler des Ceres-Verfahrens, besuchte in der Schweiz eine Schokoladenfabrik. Dort konnte er beobachten, wie die ursprünglich grob und rau schmeckende Kakaomasse durch den fortlaufenden Mahlprozess (Conchieren) in der „Schokoladenmühle" eine erstaunliche Verfeinerung und einen enormen Qualitätszuwachs erfuhr. Angeregt durch diese Erfahrung entwickelte er die „Ceresmühle" zur Herstellung von hochwertigen Pflanzenarzneimitteln.

Die wild gewachsenen oder aus biologischen Anbau stammenden Heilpflanzen werden von Hand gesammelt. Die Pflanzen werden von Hand geschnitten, mit Alkohol und Wasser versetzt und in die Ceresmühle eingebracht.

Die Ceresmühle ist aus Glas. Sie hat besondere geformte Mahlsteine aus Granit. Damit werden die Pflanzen wie in einem Mörser in einem langsamen Rhythmus gequetscht und zerrieben. Der Zerkleinerungsvorgang ähnelt einem Kauprozess. Um elektromagnetische Beeinflussung zu vermeiden, wird die Mühle hydraulisch angetrieben.

Die durch den Mahlprozess erhaltene Rohtinktur wird nun lange, oftmals mehrere Jahre gelagert. Die Tinkturen reifen in Glasgefäßen, da Holzfässer in die Tinktur unerwünschte Stoffe abgeben könnten.

Dieser Herstellungsprozess gibt den Ceres-Urtinkturen eine Wirksamkeit, welche die anderer Phytotherapeutika in vielen Fällen übertrifft. Daher reicht es, wenn nur wenige Tropfen der Ceres-Urtinktur täglich eingenommen werden.

[71] Ceres-Heilmittel GmbH, CH-8593 Kresswil

Wirkung von Urtinkturen

Die nachfolgenden Aussagen treffen grundsätzlich auf alle Heilpflanzenauszüge zu, besonders jedoch auf die Ceres-Urtinkturen.

- Urtinkturen haben alle Wirkungen, die für die jeweilige Heilpflanze bekannt sind und für die sie traditionell verwendet wird. Sie können also bei den bekannten Indikationen verwendet werden.
- Urtinkturen können entsprechend den homöopathischen Arzneimittelbildern eingesetzt werden. Hahnemann arbeitete ursprünglich auch mit Urtinkturen.
- Urtinkturen entfalten zusätzliche psychische Komponenten, die dem Wesen der Arzneipflanze entsprechen. Dieses „Wesen der Arzneipflanze" wird ihre Signatur genannt.

Dosierung der Urtinkturen

Man versuche, nicht mehr als zwei, höchstens drei verschiedene Urtinkturen am gleichen Tag anzuwenden. Davon ist eine das Hauptmittel, die Zweite (und eventuell Dritte) das unterstützende Nebenmittel.

Man tastet sich in der Regel an die optimale Dosierung langsam heran. Man beginnt meistens mit morgens mit 3 bis 5 Tropfen einer Tinktur.

Welche Tinktur morgens und welche abends genommen wird, hängt vom Fall ab. Sedierende bzw. schlaffördernde Mittel wird man in der Regel abends nehmen, außer der Patient ist so überdreht, dass eine generelle Beruhigung auch tagsüber erreicht werden soll.

Die Tropfen werden in der Regel mit etwas Wasser eingenommen. Man benutzt dazu ein Glasgefäß (Schnapsglas). Bei Metalllöffeln ist man nie sicher, ob durch das Metall das Arzneimittels nicht verändert wird. Man kann die Tinktur aber auch einfach auf den Handrücken tropfen und ablecken.

Die Mittelwahl überprüft man 1 bis 2 Wochen nach Therapiebeginn.

Der Patient nimmt die Mittel, solange er sie benötigt. Er benötigt sie nicht mehr, wenn er die Einnahme vergisst.

Anwendung einzelner Urtinkturen

Absinthium ø (Artemisia absinthium, Wermut)[72]

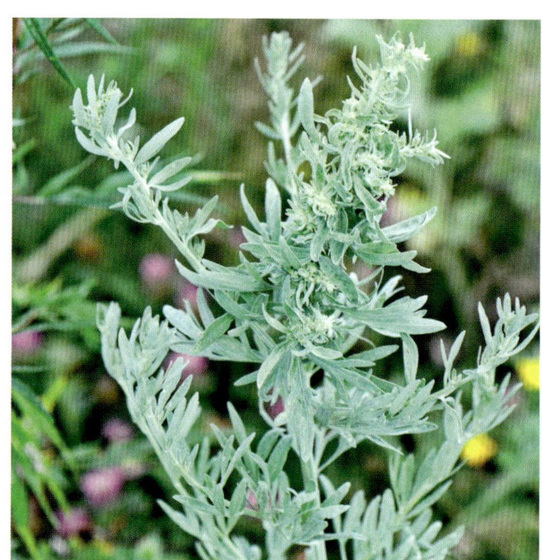

Thema

- Präsenz, Wachheit, Aufmerksamkeit
  Die Pflanze schmeckt so bitter, dass sich niemand ihrer Präsenz entziehen kann.
- Anregung des Stoffwechsels

Traditionelle Anwendung

- Magenschwäche, Appetitlosigkeit und Verdauungsbeschwerden
- mangelnder Gallefluss
- Gefühl von Luft im Bauch (Luftschlucken)

Homöopathische Wirkungen

- Epilepsie, Reizerscheinungen des Gehirns mit Zittern und Zucken
- Schlaflosigkeit
- Wurmerkrankungen bei Kinder
- Besserung des Allgemeinbefindens durch Umherlaufen
- Geisteskrankheit mit Neigung zu Brutalität
- Vergleichsmittel:
  Anacardium, Aurum, Nux-vom., Tarantula

Psychische Wirkungen

- zur Tonisierung bei psychisch bedingten Schwächezuständen
- bei depressiven Episoden, Geistesabwesendheit

[72] Das Zeichen ø bedeutet „Urtinktur"

Anmerkungen

Wermutkraut enthält das ätherische Öl Thujon, Bitterstoffe, Flavonoide und Phenolcarbonsäuren.

Alkoholische Wermutzubereitungen (z. B. Absinth-Likör) waren wegen ihrer schädlichen Wirkungen insbesondere bei Dauerkonsum in vielen Staaten verboten. Neben Nierenschädigung und gastrointestinalen Problemen wurden psychische Erkrankungen bis hin zum Suizid berichtet. Heute sind Absinthgetränke wieder zugelassen. Wermutpräparate sollten jedoch nicht länger als 3 Wochen angewendet werden, dann ist eine mehrwöchige Pause empfehlenswert.

Vor oder während einer Schwangerschaft oder während des Stillens sollte auf Wermutpräparate verzichtet werden.

TCM[73]

Artemisia absinthium wird in der klassischen TCM nicht verwendet.

Wermut schmeckt sehr bitter. Die Geschmacksqualität „bitter" ist dem Herzen zugeordnet. Die Emotion des Herzens ist die Freude. Anregen des Herzens verbessert die Lebensfreude und reduziert damit eine melancholisch-depressive Grundeinstellung.

Wermut tonisiert die Verdauung, also Milz und Magen. Damit steht für den Stoffwechsel und somit auch für die psychischen Funktionen mehr Energie zur Verfügung. Das ist bei einer Depression sehr hilfreich, denn es kann natürlich auch ein Energiemangel (Yang-Mangel) vorliegen.

Absinth spricht hauptsächlich die Organe Leber, Galle, Milz, Magen und den Uterus an.

Aus den Blättern der Artemisia vulgaris wird das Moxa-Kraut hergestellt.

[73] TCM = Traditionelle Chinesische Medizin

Avena sativa ø (Haferkraut)

Thema

- Belastbarkeit, Abfangen von Belastungen und körperlicher Erschöpfung
- Stabilisierung von Rhythmen

Traditionelle Anwendung

- mildes Sedativum, Nerventonikum
- Haferflocken sind ein Roborans in der Rekonvaleszenz und stabilisieren den Blutzucker.
- Haferstrohtee kräftigt das Immunsystem und wird bei Cystitis, Prostatahypertrophie, Milzstörungen, Gicht und Rheuma mit Erfolg verwendet.

Homöopathische Wirkungen

- Schlaflosigkeit nach geistiger Überanstrengung, nach Grippe, nach Alkoholmissbrauch
- Erschöpfung, Nervenschwäche, Konzentrationsmangel
- unterstützend beim Alkohol- und Drogenentzug
- Schul- und Berufsstress, seelisch-geistige und körperliche Überforderung
- Vergleichsmittel:
  Phospor-acid., Picrinum-acid., China, Kalium-phos., Phospor, Silicea, Coffea, Valeriana, Passiflora, Lupulus

Psychische Wirkungen

- Erschöpfungszustände nach Krankheiten, Suchtbehandlung
- zur psychischen Stabilisierung z. B. nach operativen Eingriffen
- Stabilisierung von Rhythmen
  Hafer kann den physiologischen Schlaf-Wach-Rhythmus wieder herstellen.

Anmerkungen

Unsere Zeit ist von schnellen Veränderungen geprägt. Kaum ist etwas entstanden, wird es bereits wieder verworfen und scheinbar verbessert. Diesen schnellen Wechseln können aber nicht alle Menschen problemlos folgen – sie verlieren ihren natürlichen Rhythmus. Sie leiden unter Stress und fühlen sich getrieben und gejagt. Einige greifen in dieser Situation zu Drogen und wenn es nur die aufputschende Tasse Kaffee oder die Zigarette ist.

Hafer kann diese Menschen psychisch stabilisieren und so ihre psychische Widerstandsfähigkeit (Resilienz) erhöhen. Die Drogen werden dann nicht mehr benötigt bzw. es fällt leichter, darauf zu verzichten. Hafer sollte abends vor dem Schlafen genommen werden, wenn nicht eine generelle Sedierung erreicht werden soll.

Bellis perennis ø (Gänseblümchen, Maßliebchen)

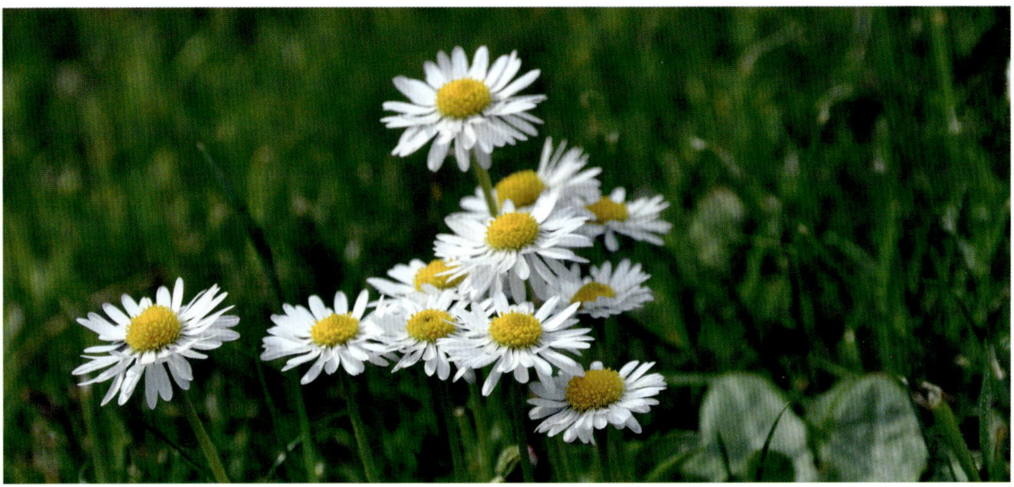

Thema

- ihre kindliche Unschuld und Unberührtheit wurde brutal verletzt,
- sie wurde nieder getreten, richtete sich aber mit all ihrer Kraft wieder auf

Traditionelle Anwendung

- Wundheilmittel
- Hauterkrankungen
- Anregung des Stoffwechsels bei Rheuma und Gicht

Homöopathische Wirkungen

- Wundschmerz am ganzen Körper, wie zerschlagen
- Schmerz ist unerträglich und treibt zur Verzweiflung
- schießende Kopfschmerzen
- Schwindel alter Menschen
- Schlaflosigkeit, erwacht zu früh
- Schlechter: Berührung und Verletzungen
- Besser: örtliche Kälte, fortgesetzte Bewegung
- Vergleichsmittel:
  Arnica, Arsen, Staphisagria, Hamamelis, Bryonia, Rhus-tox., Calendula, Hypericum, Conium, Vanadium, Lappa-arct., Lilium-tigr., Fraxinus, Murex, Helonias, Hydrastis

Psychische Wirkungen

- Verletzungen, die mit Gefühlen verbunden sind
- Folgen von sexuellem Missbrauch, der schon länger zurückliegt[74]
- das Gefühl, Unrecht erlitten zu haben, sich dagegen nicht wehren zu können
- Überarbeitung

Anmerkungen

Das Gänseblümchen heißt auch „Maßliebchen". Dies bedeutet, dass es uns auch hilft, in der Liebe Maß zu halten, es normalisiert die Leidenschaftlichkeit des Liebesverlangens, es dämpft überschießendes sexuelles Verlangen.

Bei allen Aggressionen in Zusammenhang mit Sexualität ist Bellis perennis ein wunderbares Mittel, vor allem wenn die Aggression schon etwas länger zurückliegt.

Man sollte bei sexueller Gewalt auch an Silber denken, denn die alten Spagyriker sagten: „Silber spricht von aller Schuld frei". Diese Regel gründet sich auf die oft geübte Praxis, dem Opfer einer Vergewaltigung auch noch die Schuld für das Verbrechen zuzuschreiben.

[74] akuter sexueller Missbrauch: Geranium robertianum

Centaurium ø (Erythrea centaurium, Canchalagua, Tausendgüldenkraut)

Thema

- seelische bedingte Essstörungen, z. B. Anorexia nervosa.
- kann die Idealvorstellungen (körperlich und psychisch) seiner Umwelt nicht erfüllen und leitet daraus für sich einen hohen Leidensdruck ab.
- Appetitmangel bei Kleinkindern

Traditionelle Anwendung

- Bitterstoffe bei Verdauungsbeschwerden
- Tonikum bei Schwächezuständen und nervöser Erschöpfung

Homöopathische Wirkungen

- Schlaflosigkeit
- Kältegefühl, Zittern vor allem nachts im Bett
- Schweißbildung allgemein verstärkt

Psychische Wirkungen

- alle Erkrankungen, bei denen der Patient zu wenig in seiner Körperlichkeit verankert ist und fortwährend vergeblich dem Idealbild zu entsprechen sucht.
- Anorexia nervosa, Bulimie

Anmerkungen

Der Zentaur ist ein mythologisches Doppelwesen zwischen Mensch und Pferd. Er symbolisiert den Zwiespalt des menschlichen Daseins. Auf der einen Seite steht die Körperlichkeit mit all ihren Instinkten und Bedürfnissen, auf der anderen Seite steht das Seelenleben mit dem Streben nach Kultur, Schönheit und Harmonie.

Diese Gespaltenheit zwischen Realität und Idealität verursacht für manche Menschen hohen Leidensdruck. Sie haben Mühe, ihren in diesem Fall als nicht ideal empfundenen Körper zu akzeptieren. Dies kann zur psychischen Destabilisierung und damit zu Essstörungen der verschiedensten Arten führen.

Centaurium kann beim Vorliegen dieser Symptomatik unterstützen.

Crataegus ø (Crataegus oxyacantha, Weißdorn)

Thema
- Belastbarkeit
- Abfangen von Erschütterungen

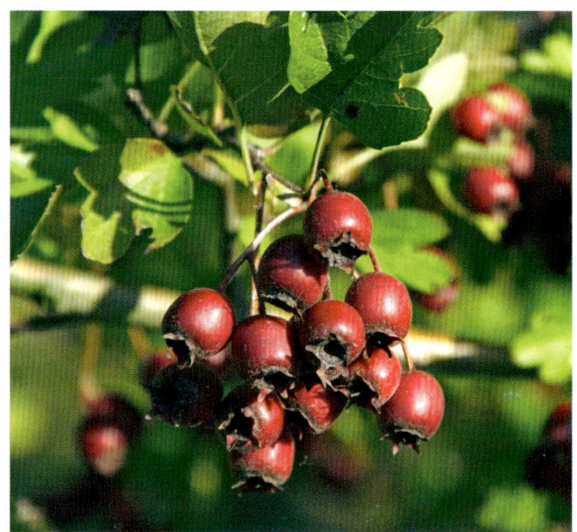

Traditionelle Anwendung
- Altersherz, Erschöpfung
- leichte Herzrhythmusstörungen
- zur Nervenberuhigung bei Herzneurose
- cardiales Druck- und Beklemmungsgefühl
- Ausgleich von Blutdruckanomalien

Homöopathische Wirkungen
- Herzklopfen, Extrasystolen,unregelmäßiger Puls
- verlangsamter Puls älterer Personen
- krampfartige Schmerzen im Thorax
- der Patient ist müde, erschöpft, ängstlich, deprimiert, jedoch reizbar, nervös, verzweifelt
- der Patient möchte nur noch seine Ruhe haben und nicht sprechen
- Vergleichsmittel:
  Strophantus, Digitalis, Iberis, Naja, Cactus, Kalmia, Arnica, Scilla, Oleander, Convallaria

Psychische Wirkungen
- Wenn große Sorgen, seelischer Schmerz oder anhaltender Stress zu einem Gefühl von Enge oder Druck in der Brust führen, kann Crataegus diese Stauung auflösen.
- Die Gefühle können wieder frei fließen und der Patient gewinnt seine Sicherheit zurück.

Anmerkungen
Man nennt Crataegus auch den „Baldrian" des Herzens. Seine Hauptwirkung besteht in der Erweiterung der Herzkranzgefäße und in der Beruhigung des Herzens. Daher ist der Weißdorn das Mittel der ersten Wahl bei Herzproblemen älterer Menschen, ganz gleich welcher Art. Seine Stärken sind die latente Herzinsuffizienz und Durchblutungsstörungen der Herzkranzgefäße.

Crataegus gleicht Blutdruckschwankungen aus, er normalisiert den Blutdruck. Er kann daher sowohl zu hohen Blutdruck senken als auch auch zu niedrigen Blutdruck anheben.

Daucus comp.
(Daucus carota, Potenzakkord wilde Möhre D6-D8-D12, Karotte)

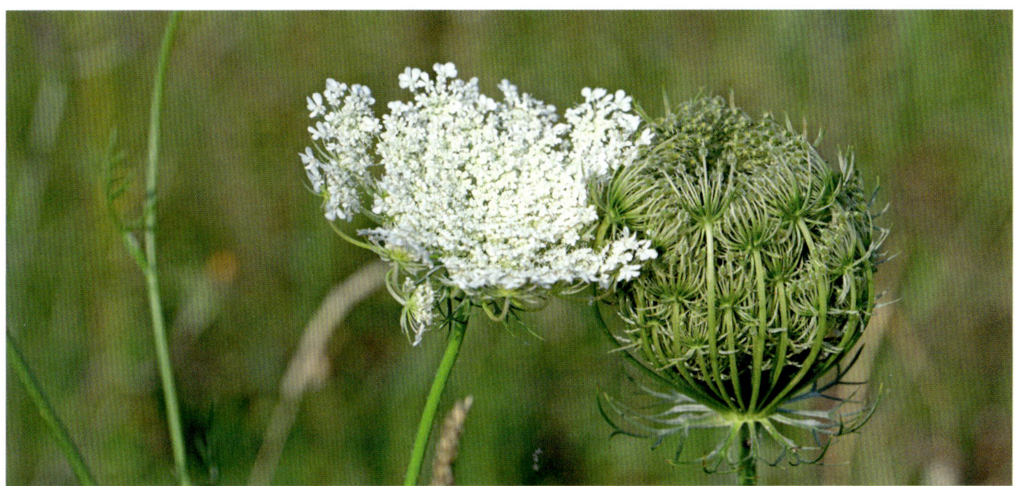

Thema

- Die wilde Möhre schärft den Blick für das Wesentliche
- Sie zentriert auf das Wesentliche, den Mittelpunkt

Traditionelle Anwendung

- Die in der Karotte enthaltenen Vitamin-A-Vorstufen verbessern die Sehkraft und das Dämmerungssehen.
- Schmerz- und entzündungshemmende Wirkstoffe der Karottensamen wirken fast ebenso stark wie typische Schmerz- und Rheumamittel (z. B. Aspirin, ASS, Ibuprofen, Naproxen).
- Karotten sind nach Paprika und Brokkoli das drittwichtigste Lebensmittel mit krebspräventiver Wirkung bei Prostata-, Leberzell- oder Lungenkrebs.
- Die Carotine aus frischen Karotten schützen vor hohen Blutzucker-Werten (Diabetes mellitus). Der Verzehr von Möhren führt nach dem Essen zu einer besseren „metabolischen Antwort", er verringert den Anstieg von Blutzucker und Insulinausschüttung und führt zu einem rascherem Sättigungsgefühl. Zweckmäßig werden die Möhren aufgerieben und als Salat gegessen.
- Karottensaft hat membranprotektive und antioxidative Effekte. Er wirkt deshalb leberschützend und hat unterstützende Heilwirkungen bei akuter Leberentzündung.
- Frisch geriebene Karotten verbessern die Vitamin A- und Eisen-Werte im Blut stillender Mütter mindestens ebenso gut wie entsprechende Betacarotin-Präparate.

- Karotten enthalten blutdrucksenkende Wirkstoffe, die zu Gefäßerweiterung führen ähnlich wie die oft eingesetzten Kalziumantagonisten (z. B. Adalat).
- Karottensaft schützt die Magenschleimhaut vor alkoholbedingten Schäden. So schützt er z. B. Alkoholkranke vor Magengeschwüren.

Homöopathische Wirkungen

Das Mittel ist ein Potenzakkord aus Daucus D6, D8 und D12 zu gleichen Teilen. Eine Anwendung in der klassischen Homöopathie ist mir nicht bekannt.

Psychische Wirkungen

- Zerstreutheit, Konzentrationsstörungen
- Antriebsschwäche, Schwindelgefühl
- psychische Belastungen, Verstimmungszustände
  Gefühl: *Jeder zieht und zerrt an mir, überall sollte ich sein.*
  Dabei fühle ich mich total neben der Spur, müde und antriebslos!
- ADS, ADHS
- Zur Zentrierung vor wichtigen Gelegenheiten, Vorträgen, Sitzungen oder Gesprächen

Anmerkungen

Unterschied Daucus – Passiflora

Siehe S. 117

Perfekte Konzentrationsmischung (Bachblüten-Dauctus-Mischung)

Rezept

Rescue Remedy, 2 bis 3 Tropfen
White Chestnut, Nr. 35 (Konzentration, Zentrierung), 2 bis 3 Tropfen
Wild Oat, Nr. 36 (Zerstreuung, Berufung, Sinnfindung), 2 bis 3 Tropfen
Daucus comp. Ceres, ca. 10 Tropfen
in ca. 10 ml Weingeist ca. 45 %ig eintropfen.

Alles in eine kleine Flasche geben und mehrmals kräftig durchschütteln.

Regelmäßig oder bei Bedarf 2 bis 3 Tropfen einnehmen.
Tropfen ca. eine Minute im Mund belassen!

Daucus vor Prüfungen

Es wird empfohlen Daucus schon 1 Monat vor wichtigen Prüfungen einzunehmen.

Mit Daucus hat die Ablenkung keine Chance!

Die Moro'sche Karottensuppe

Anhaltender Durchfall ist vor allem bei kleinen Kindern gefährlich. Durch den hohen Wasser- und Mineralstoffverlust kann es schnell zu einer lebensbedrohlichen Situation kommen. Ein wichtiges Hausmittel ist die Moro'sche Karottensuppe. Diese Suppe wurde zu Beginn des 20. Jahrhunderts von dem Münchner Kinderarzt Ernst Moro entwickelt und mit großem Erfolg gegen die hohe Kindersterblichkeit wegen Durchfallerkrankungen eingesetzt.

Rezept

500 g geschälte Karotten in 1 Liter Wasser ca. eine Stunde kochen. Anschließend durch ein Sieb streichen oder pürieren. Mit Wasser (oder auch Fleischbrühe) wieder auf die Menge von 1 Liter auffüllen. Zum Schluss einen gestrichenen Teelöffel Salz hinzufügen (ca. 3 g).

Wirkung

Spezielle Kohlenhydrate (Oligogalacturonsäuren), die in Karotten aber auch Äpfeln, Preiselbeeren oder Heidelbeeren vorkommen, werden erst beim Kochen oder Reiben dieser Lebensmittel freigesetzt. Diese docken anstelle der Bakterien an Rezeptoren der Darmwand an. Können sich die Bakterien nicht an die Darmschleimhaut anheften, bilden sie keine Giftstoffe, sie werden ausgeschieden und der Durchfall wird besser.

Daucus als Aphrodisiakum

Die gelbe Rübe oder Möhre, Karotte wurde von den Griechen „philtro" (Liebesmittel) genannt. Ihr Genuss soll den Geschlechtstrieb auffällig steigern[75].

Heutzutage wird in Oberägypten Karottensamen mit Honig gekocht als Stimulationsmittel gegessen. In Japan gelten die Rüben nach wie vor als hervorragendes Aphrodisiacum. Auch in Deutschland galt die Karotte früher als beliebtes Aphrodisiacum.

[75] Quelle: Hirschfeld M, Linsert, R: Liebesmittel - Eine Darstellung der geschlechtlichen Reizmittel (Aphrodisiaca). MAN Verlag, Berlin, 1930.

Geranium robertianum ø (stinkender Storchenschnabel, Rupprechtskraut)

Thema

- Notfallmittel bei akuten Belastungssituationen und psychischen Schockzuständen
- postraumatische Störungen

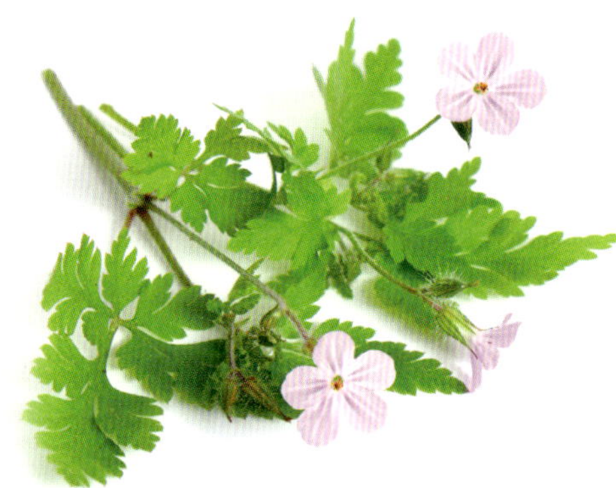

Traditionelle Anwendung

Durch den hohen Gehalt an Gerbsäuren wirkt die Geranie stark adstringierend. Sie wird daher verwendet bei:

- akuten Verletzungen zur Blutstillung
- Durchfall
- starker Periodenblutung
- Haut- und Schleimhauterkrankungen (Halsschmerzen, Aphten)
- Lymphstauungen (aktiviert den Lymphfluss)

Homöopathische Wirkungen

- Hauptindikation:
  Blutungen aus verschiedenen Körperöffnungen (Nase, After, Harnröhre, Genitalien usw.)
- zu starke Menses
- nach der Geburt zur Blutstillung
- Gastritis mit Brechneigung
- Doppeltsehen und Schwindel (Vergleichsmittel: Gelsemium, Oleander)
- Ptose der Augenlider und Pupillenerweiterung
- ständiger erfolgloser Stuhldrang
- Vergleichsmittel:
  Hamamelis, Erigeron canad., Sulfur-acid., China, Phosphor, Sabina, Hydrastis, Ratania

Psychische Wirkungen

- reinigt und entgiftet psychisch nach traumatisierenden Erlebnissen
- akute Schockzustände, die eine seelische Lähmung hervorrufen

Anmerkungen

Geranium ist neben Bellis ein wichtiges Notfallmittel. Die Wirkung kann bei psychischer Traumatisierung innerhalb weniger Minuten eintreten.

Geranium wird hauptsächlich bei akuten Situationen, Bellis eher bei länger zurückliegenden psychischen Verletzungen angewendet.

Alle Arten von psychischen Verletzungen, die für den Betroffenen lähmend wirken, Melancholie und Traurigkeit infolge von Schrecken und Traumen sind eine Indikation für die Geranie. Die Geranie unterstützt die Trauerarbeit. Sie ist neben Bellis das wertvollste Mittel nach sexuellem Missbrauch.

Durch die Aktivierung des Lymphflusses tritt auch eine Entgiftung auf körperlicher Ebene ein. Daher eignet sich die Geranie bei Entzündungen von Haut und Schleimhaut, zur Borrelioseprophylaxe nach Zeckenbissen und begleitend zur Borreliosetherapie.

Dosierungsschema bei Blockaden infolge von psychischem Schock

2 Wochen 2- bis 3-mal tägl. 5 Tropfen, dann 2 Wochen Pause usw.

Wenn eine zu starke Wirkung eintritt (z. B. beängstigende Träume) muss die Dosis verringert werden. Man nimmt dann nur 1-mal täglich (in der Regel morgens) 3 bis 5 Tropfen ein. Wenn auch das noch zu stark wirkt, dann kann man 1 Tropfen in 1 Glas Wasser geben, davon einen Schluck nehmen und den Rest verwerfen.

Gingko ø (Gingko biloba, Japanischer Tempelbaum)

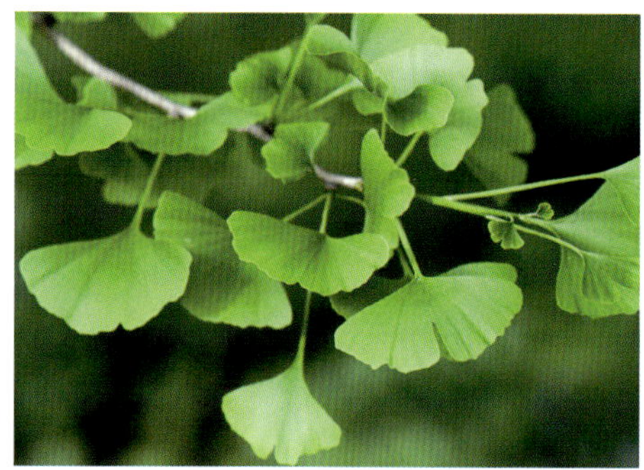

Thema

- Konzentrations- und Gedächtnisschwäche
- Schwindelgefühle
- beginnende Demenz

Traditionelle Anwendung

Bereits die alten chinesischen Mönche kauten Gingkoblätter, um auch im hohen Alter geistig beweglich und äußerst wachsam zu sein.

Heute werden Gingkoextrakte gegen Durchblutungsstörungen jeder Art eingesetzt, da sie die Fließeigenschaften des Blutes verbessern. Hierdurch wird die Sauerstoffversorgung in der Peripherie und im Gehirn verbessert. Dies ergibt folgende therapeutische Anwendungen:

- Durchblutungsstörung des Gehirns
- Schwindel, Tinnitus,Ohrgeräusche
- Wadenkrämpfe, Kältegefühl und Ameisenlaufen in den Extremitäten
- Schlafstörungen älterer Leute infolge Mangeldurchblutung des Gehirns
- Vergesslichkeit, Konzentrationsstörungen, mangelnde geistige Frische

Homöopathische Wirkungen

- Vergesslich, geistesabwesend, benommen, verwirrt
- Schweregefühl in Armen und Beinen
- Kopfschmerzen hauptsächlich linksseitig (Kälte verschlechtert, Ruhe und Hinlegen bessert)
- juckende Hautausschläge bei pergamentartiger Haut
- Mangel an Lebenswärme, Kälte verschlimmert
- sie glaubt, sie sei schwanger
- große Furcht vor Armut
- hält sich für älter, als sie es wirklich ist
- Vergleichsmittel:
  Magnesium-phos., Rhus-tox., Spigelia, Cocculus, Gelsemium, Sulfur

Psychische Wirkungen

- starke Abneigung gegen Gesellschaft
- möchte in Ruhe gelassen werden und verschiebt alles auf später
- Wahrnehmungsstörungen, kritisiert andere für seine eigenen Fehler
- Hyperaktivität der Kinder

Anmerkungen

Alles in der Natur und damit auch in unserem Leben wird von Polarität bestimmt. Dieses Gesetz ist offensichtlich und fundamental – Tag und Nacht, männlich und weiblich, Jugend und Alter sind offensichtliche Polaritäten.

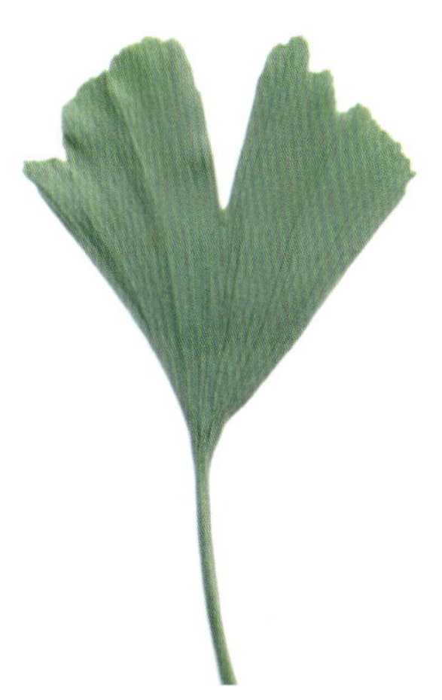

Auch unsere Gehirnhälften unterliegen dem Polaritätsgesetz. Die linke Gehirnhälfte ist für das kausal-analytische Denken zuständig, die rechte Gehirnhälfte für das analog-synthetische Denken.

In der westlichen Kultur wird das kausal-analytische linkshirnige Denken einseitig bevorzugt. Hierdurch verkümmert und degeneriert langfristig die rechte Gehirnhälfte. Dies beeinträchtigt jedoch die Gehirnfunktion als Ganzes.

Das zweilappige Gingkoblatt vereinigt Polarität und Dualität zu einem Blatt. In diesem Gleichgewicht ist die Lebenskraft am stärksten. Daher hat der Gingkobaum eine hohe Vitalität und ist in der Lage, die Funktion unseres Gehirns zu regenerieren, denn auch unser Gehirn trägt beide Pole in sich.

Gingkoextrakte sind praktisch frei von schädlichen Nebenwirkungen.

Hypericum ø (Hypericum perforatum, Johanniskraut)

Thema

- depressive Verstimmung
- psychovegetative Störungen

Traditionelle Anwendung

Hypericum war noch im Mittelalter das Allheilmittel bei jeder Art von Gebrechen und gegen böse Geister.

In der griechischen Volksmedizin nennt man die Pflanze Spatho-chorto[76], was soviel wie Wundkraut bedeutet. Man nimmt den zu Hause mit bestem Olivenöl hergestellten Hypericumauszug äußerlich für jede Art von Verletzungen und innerlich für alles nur Denkbare ein.

Man weiß heute, dass der Johanniskrautwirkstoff Hypericin den Stoffwechsel aktiviert und Sauerstoff an die Zellen abgibt. Hieraus erklären sich die wundheilenden, schmerzstillenden, zusammenziehenden, beruhigenden, nervenstärkenden, spasmolytischen und blutreinigenden Wirkungen.

Johanniskraut wird als das „Arnika der Nerven" bezeichnet. Es wird traditionell bei Depression, nervöser Erschöpfung, geistiger Überanstrengung, Gallestau, Appetitlosigkeit, Neuralgie, Ischias, Hexenschuss, Menstruationsbeschwerden und psychisch bedingtem Bettnässen empfohlen.

Homöopathische Wirkungen

- Verletzungen der Nerven und des Rückenmarks
- schmerzhafte Verletzung von nervenreichem Gewebe wie z. B. Fingerspitzen, Zunge, Lippen, Augen, Genitalien
- Schmerzen nach Zahnbehandlung
- nach Hunde-, Katzen-, Rattenbiss
- Erschütterungen der Wirbelsäule und des Steißbeins (z. B. Sturzverletzung)
- Gehirnerschütterung mit Bewusstlosigkeit und Gedächtnisverlust
- epileptische Anfälle nach kleinen Verletzungen
- Hämorrhoiden mit großem Wundheitsgefühl und Bluten
- Depression in Folge von Verletzungen, Operationen, im Klimakterium, durch Arteriosklerose

[76] Spathos = Schwert, Chorto = Kraut

- Geburtsvorbereitung (Wochen vor der Geburt):
  Massage des Damms mit Johanniskrautöl und Auflage von heißen Kaffeekompressen
- **Besser** durch ruhiges Liegen auf dem Bauch, Zurückbeugen
- **Schlechter** durch Anstrengung, Berührung, Erschütterung, Kälte, Nebel, Feuchtigkeit, Gewitter, in geschlossenen Räumen
- Vergleichsmittel:
  Arnica, Ledum, Natriuim-sulf., Ruta, Rhus-tox., Staphisagria, Bellis, Chamomilla

Psychische Wirkungen

- Passt gut für blonde Personen mit leidendem Gesichtsausdruck und leicht erregbarem Gemüt
- Psychische Störungen nach Verletzungen
- große Höhenangst
- Störungen des Gedächtnisses, vergisst was sie eben sagen wollte

Anmerkungen

- Johanniskraut wirkt photosensibilisierend.

  Dies kann problematisch werden, wenn jemand ein Johanniskrautpräparat hochdosiert einnimmt und gleichzeitig ins Solarium geht. Im Normalfall droht jedoch keine Gefahr.

- Johanniskraut kann die Wirkung von Hormonpräparaten reduzieren.

  Johanniskraut aktiviert Enzyme in Darm und Leber und beschleunigt den Abbau mehrerer Arzneimittel. Unter den betroffenen Medikamenten befindet sich neben einem Cholesterinsenker und einem Asthmamedikament auch die Pille. Bei gleichzeitiger Einnahme kann es zu Zwischenblutungen kommen, im schlimmsten Fall geht der Verhütungsschutz verloren. (Quelle: Spiegel online, 18.8.2012 und Rote Liste online)

  Die Einnahme von Hypericum kann problematisch werden, wenn eine Hormontherapie wegen Brustkrebs oder starker Menopausebeschwerden durchgeführt wird. Man kann in diesem Fall auf ein Safran-Präparat[77] ausweichen.

  Die gleichzeitige Einnahme des Schmerzmittels Tramal (Wirkstoff Tramadol) und eines hochdosierten Johanniskrautpräparats kann kritisch werden, weil beide Stoffe auf den Serotoninhaushalt einwirken. (siehe auch S. 68)

Ceres stellt noch weitere Hypericumpräparate her.

[77] z. B. Safran-Rhodiola-Extrakt Dr. Wolz

Hypericum D30

Die homöopathische Potenz wird eingesetzt für

- Verletzungen des Nervensystems
- Verletzungen nervenreicher Organe wie Gehirn (Commotio), Rückenmark
- Nervenschmerzen nach Operationen
- Trigeminusneuralgie
- Asthma bronchiale
- depressive Verstimmungszustände

Hypericum comp. (Johanniskraut-Komplex)

Zusammensetzung

240 mg Hypericum ø
190 mg Taraxacum ø
190 mg Solidago ø
190 mg Hedera Helix ø
190 mg Chelidonium D4 pro 1 g der Mischung

Begründung für die Zusammensetzung

Die 4 Urtinkturen stellen die 4 Jahreszeiten dar:

- Der Löwenzahn entspricht den Frühling,
- Johanniskraut dem Sommer,
- die Goldrute dem Herbst und der
- Efeu den Winter.
- Das Schöllkraut hat eine vermittelnde Funktion.

Wirkungsweise

Regulieren des Energiehaushalts von Psyche und Körper über eine Stimulation des Sonnengeflechts und der Bauchspeicheldrüse.

Anwendung

Allgemeiner Energiemangel mit ausgeprägter Kälteempfindlichkeit sowie hieraus entstehende Depressionen, Antriebsstörungen, Konzentrationsstörungen sowie Frösteln.

Lavandula ø (Lavandula officinalis, Lavendel)

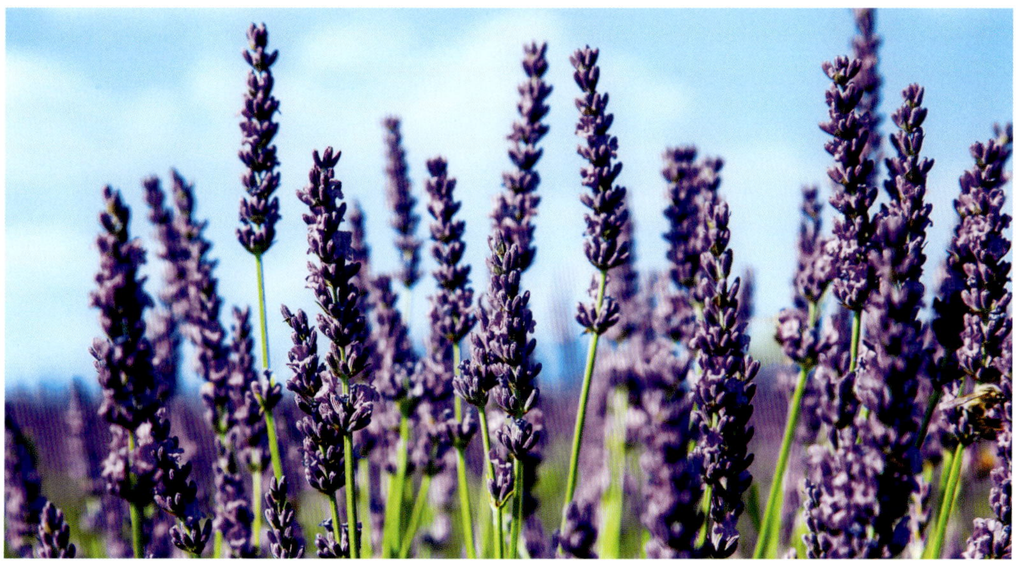

Thema

- Klärung, Reinigung
- Erkennen und Annehmen des persönlichen Schicksals, hilft beim Überschreiten der Schwelle

Traditionelle Anwendung

- Lavendelblüten können innerlich und äußerlich angewandt werden.
- Lavendel wurde schon im 16. Jahrhundert als nervenstärkendes, beruhigendes und krampflösendes Mittel eingesetzt. In der Wundbehandlung ist Lavendel ebenfalls bewährt.
- Ein weiteres wichtiges Gebiet für die innerliche Anwendung von Lavendelblüten sind Magen-Darmbeschwerden. Hier hilft Lavendel insbesondere bei funktionellen Oberbauchbeschwerden wie nervösem Reizmagen, Verdauungsbeschwerden, Blähungen, bei nervösen Darmbeschwerden und dem Roemheld-Syndrom.

Homöopathische Wirkungen

Homöopathische Anwendungen von Lavendel sind mir nicht bekannt.

Psychische Wirkungen

- Einschlafstörungen
- Unruhezustände und allgemeine Nervenstärkung (Lasea-Kapseln)
- Nervosität in Verbindung mit Magenschwäche
- nervöser Reizmagen, nervöse Darmbeschwerden

Anmerkungen

Der Name Lavendel stammt vom lateinischen Verb lavare = waschen. Als eine der großen Seelenpflanzen wirkt Lavendel reinigend und klärend. Er vermittelt über seinen Duft Ruhe und Nervenstärke, er lässt die Aufmerksamkeit für Neues wachsen.

Lavendel hat die Kraft, den Menschen aufzurichten und die Seele zu öffnen. Er bringt seelische Klarheit, innere Ruhe und lenkt das Bewusstsein auf Lebensbereiche oder Beziehungen, die zu bereinigen sind, in denen Klarheit geschaffen werden soll.

Äußerlich in Form von Bädern und Massageölen
wirkt Lavendel positiv auf funktionelle Kreislaufstörungen und trägt zur Besserung des Befindens bei Erschöpfungszuständen bei.

In der Aromatherapie (Duftlampe) wird Lavendel gerne verwendet.
Lavendel hilft in Lebenskrisen und Übergangssituationen. Hebammen beruhigen damit Mütter während des Geburtsvorganges. Auch als Hilfe für Schwerstkranke ist Lavendel geeignet, da er hilft, das persönliche Schicksal zu akzeptieren und die Schwelle zu überschreiten (Sterbebegleitung).

Lupulus ø (Humulus Lupulus, Hopfen)

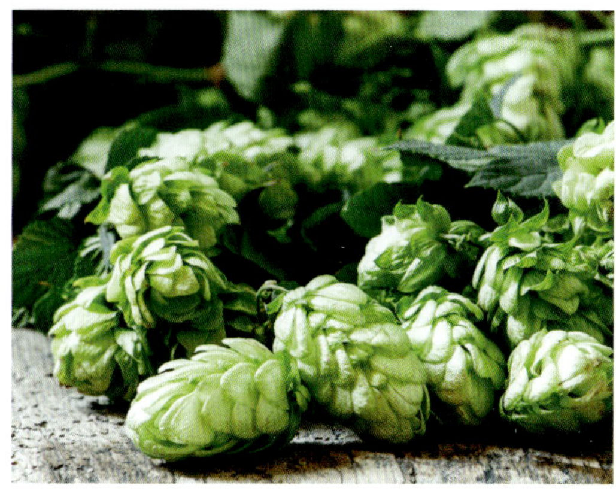

Thema

- Fröhlichkeit, Leichtigkeit
- Rückzug – in der Ruhe liegt die Kraft

Traditionelle Anwendung

- Unruhe- und Angstzustände
- Schlafstörungen
- Magenbeschwerden
- Appetitmangel
- äußerlich bei Wunden, Geschwüren
- als Gewürz

Hopfen wird in der Bierbrauerei seit Anfang des 14. Jahrhunderts verwendet.

Er wird oft in Kombination mit Baldrian bei Einschlaf- und Durchschlafstörungen angewendet. Die beiden Pflanzenextrakte ergänzen sich in ihrer Wirkung, da sie auf unterschiedlichen Wegen den Schlaf fördern. Zusammen wirken sie also beruhigend und helfen so bei Unruhe und Nervosität.

Hopfentee

1 bis 2 Teelöffel Hopfenzapfen werden mit 1 Tasse heißem Wasser (ca. 150 ml) übergossen, zugedeckt und nach 10 bis 15 Minuten abgeseiht. Man trinkt zwei bis drei Tassen täglich und eine Tasse vor dem Schlafen gehen. Hopfentee sollte man immer frisch zubereitet trinken.

Homöopathische Wirkungen

- Schlaflosigkeit durch krankhafte Wachsamkeit
- Erregungszustände bei Alkoholikern
- Kopfschmerzen nach durchzechter Nacht
- Benommenheit mit unsicherem Gang
- zerrüttete Nerven (im Klimakterium)
- Vergleichsmittel:
  Nux-vom., Urtica, Cannabis-ind., Cannabis-sat.

Psychische Wirkungen

- Schlaflosigkeit und Einschlafstörungen
- nervöse Magenleiden

Menschen, die zu sehr stoffwechselverhaftet sind und zu einer gewissen „Erdenschwere" neigen, sind tagsüber schläfrig und liegen nachts wach im Bett. Durch den Hopfen verlieren sie ihre Tagesschwerfälligkeit und erhalten nachts einen erholsamen Schlaf.

Alten wie jungen Menschen kann der Hopfen helfen, in ihrer Lebenssituation auf den richtigen Augenblick zu warten ohne die Geduld zu verlieren und pessimistisch oder aggressiv zu werden. Die neue Situation kündigt sich bereits an, aber sie ist noch nicht da. Es ist wie wenn man auf dem Bahnsteig steht, der Zug fährt ein aber man kann noch nicht einsteigen, weil er noch nicht angehalten hat.

Wenn aus dieser Anspannung heraus Schlafstörungen resultieren, dann kann der Hopfen hier sehr hilfreich sein.

Anmerkungen

Der Hopfen ist eine drei bis sechs Meter hohe, rechtswindende Kletterpflanze. Geerntet werden die weiblichen Blütenstände (Hopfenzapfen), deren Blüten, Deck- und Vorblätter Drüsenhaare tragen, aus denen das Hopfenmehl gewonnen wird.

Die Hopfenzapfen der weiblichen Blüten enthalten im Hopfenharz Bitterstoffe, ein ätherisches Öl, Gerbstoffe und Flavonoide.

Hopfen wurde bereits bei den Persern als Füllung für „Schlafkissen" benutzt. Gelegentlich war die Wirkung zu stark, so dass von Betäubung und Delirium berichtet wird.

Hopfen sollte nicht zusammen mit anderen Beruhigungs- oder Schlafmitteln und nicht mit Alkohol eingenommen werden. Es dauert einige Tage, bis sich die Effekte bemerkbar machen. Hopfen ist also kein Akutmittel.

Hopfenextrakte finden auch in der Kosmetikindustrie Verwendung, zum Beispiel als Zusatz zu Haarshampoos oder Cremes.

Melissa officinale ø (Melissa off., Zitronenmelisse)

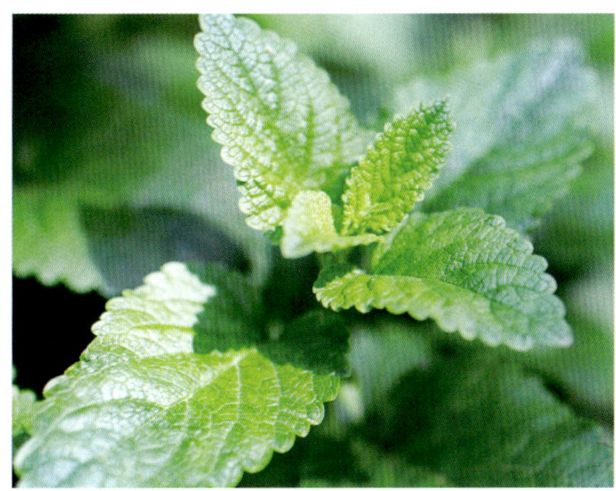

Thema

- Besänftigung
- Weichheit und Milde

Traditionelle Anwendung

- beruhigend
- krampflösend
- blähungswidrig (Roemheld-Syndrom)
- antibakteriell und virustatisch (äußerlich bei Lippenherpes)

Homöopathische Wirkungen

- Beschwerden junger Mädchen in der Menarche
- Impotenz bzw. verzögerte oder fehlende Erektion oder Ejakulation

Psychische Wirkungen

- nervöse Magen-Darm-Beschwerden
- nervöse Unruhezustände
- psychovegetative Herzbeschwerden

Die Melisse hat eine sanfte, heilsame Wesensart. Sie gibt uns heilsame Ruhe, wenn Nervosität und Anspannung zu Magen-Darm-Störungen oder zu Herzbeschwerden führen.

Anmerkungen

Die Melisse passt zu Menschen, welche die geringste Unannehmlichkeit und Störung des Lebens als zu hart und unannehmbar empfinden. Diese Menschen zeichnet ein hohes Harmoniebedürfnis aus. Sie lieben alles Schöne, Zarte, Ebenmäßige, Liebliche und sie brauchen viel Zuwendung.

Die Melisse versinnbildlicht Zuwendung – das sanfte, helfende Prinzip.

Überall wo das gestörte Harmoniebedürfnis zu Schlafproblemen, Verdauungsstörungen, nervöser Unruhe und zu psychovegetativen Herzbeschwerden führt, ist die Melisse hilfreich.

Millefolium ø (Achillea millefolium, Schafgarbe)

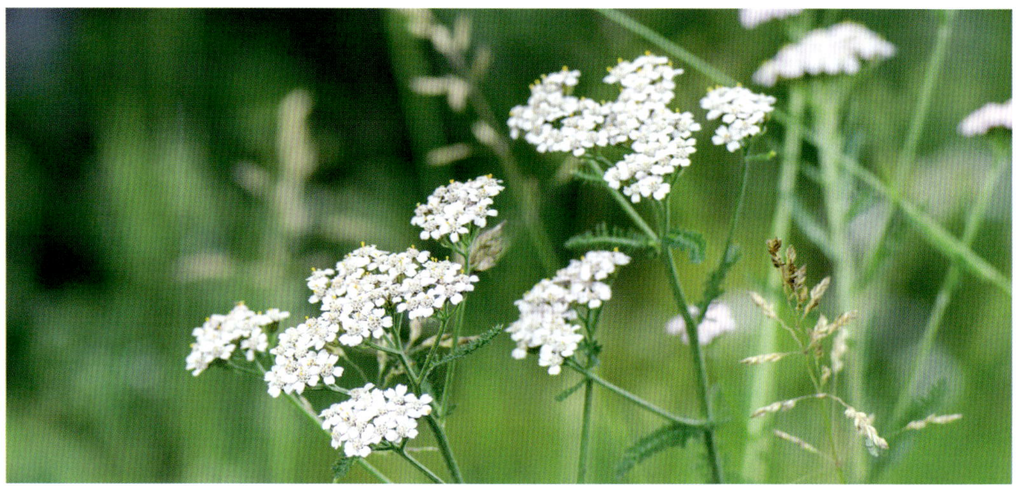

Thema

- Unterscheidungsvermögen
- Erkennen des Wesentlichen

Traditionelle Anwendung

Die Schafgarbe hat ähnliche Inhaltsstoffe wie die Kamille.

- Sie wirkt daher krampflösend
- blutstillend
- menstruationsregulierend bei krampfartigen Regelstörungen
- lindernd bei Hämorrhoiden
- Sie fördert die Wundheilung (auch bei wunden Brustwarzen)

Bei schmerzhafter Regel wird der Tee als Aufguss zubereitet. Bäder mit Schafgarbenblüten helfen bei Analfissur und bei Verletzungen.

Überdosierung von Schafgarbe kann Hämaturie und Nasenbluten auslösen.

Allergische Personen können bei Kontakt mit Schafgarben mit einem Kontaktekzem reagieren.

Homöopathische Wirkungen

- Leitsymptom:
  hellrote Blutung, schmerzlos, Schleimhautblutungen aller Organe
- Hämorrhoiden mit hellroten, arteriellen Blutungen
- Vor und nach Zahnextraktion, Sturzverletzung, Verheben
- Blutandrang zum Kopf mit starker Gesichtsröte, Tosen in den Ohren, jedoch kein Fieber
- Geburt, Uterusblutung, zu lange Menstruation
- ältere Frauen mit Gefäß- und Gedächtnisschwäche, sie hat ständig das Gefühl, dass sie etwas vergessen hat.
- Vergleichsmittel:
  Aconitum, Aesculus, Arnica, **Bursa past.**, **Chamomilla**, Crocus, Erigeron canad., **Hamamelis**, Ipecacuanha, Phosphor, Sabina, Senecia, Trillium pend., Viscum

Psychische Wirkungen

Die Schafgarbe symbolisiert Unterscheidungsvermögen. Sie unterstützt die Fähigkeit, die zwei Seiten einer Sache zu erkennen, auseinander zu halten und in ihrem Zusammenhang zu beurteilen. Sie kann daher verwendet werden, wenn Menschen ihre Prioritäten falsch setzen.

Dies führt dann zu

- Stress
- Burn-Out-Syndrom
- Menstruationsbeschwerden
- Verdauungsbeschwerden

Anmerkungen

Die Pflanze ist nach Achilles, dem Helden der trojanischen Kriege benannt. Dieser wurde durch einen vergifteten Pfeil des schönen Paris an der Ferse verletzt. Der heilkundige Zentaur Chiron hat ihm als Heilmittel für seine Wunde Schafgarbe empfohlen. Der Beiname „millefolium“[78] ergibt sich aus den kleinen feingefiederten Blättern.

[78] mille = 1000, Folium = Blatt (lateinisch) also „Tausendblatt“

Passiflora incarnata ø (Passionsblume)

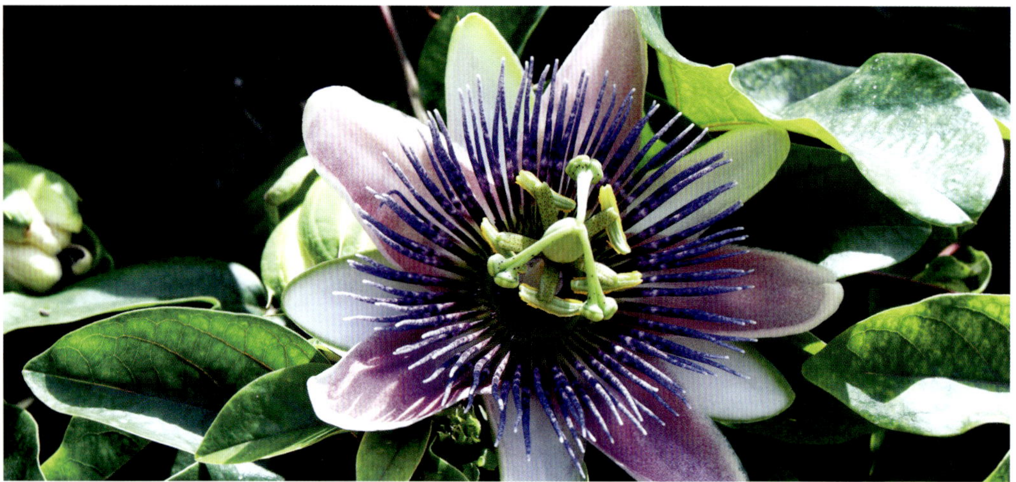

Thema

- zu sich selbst finden
- Herzensruhe und innerer Frieden
- Im Einklang mit sich selbst sein
- Abschied nehmen

Traditionelle Anwendung

- beruhigend
- schlaffördernd
- krampflösend
- entspannend
- schmerzstillend
- leicht blutdrucksenkend

Homöopathische Wirkungen

Obwohl bis heute keine Arzneimittelprüfung von Passiflora vorliegt, wird sie gerne verwendet

- als Sedativum bei Schlaflosigkeit
- bei unruhigen Kindern (Kinderkrämpfe)
- bei Menstruationskrämpfen
- bei Keuchhusten und Asthma

- bei epileptischen Anfällen
- in der Geburtshilfe, wenn die Gebärende nervös wird und sich verkrampft
- Vergleichsmittel:
  Ambra, **Avena sat.**, Chamomilla, Coffea, Crataegus, **Magnesium-phos.**, Nux-vom., **Phosphor-acid.**, Xanthoxylum, **Zincum val.**

Psychische Wirkungen

- Unruhezustände mit Schmerzen in der Herzgegend
- funktionelle nächtliche Tachycardien
- Schlafstörungen
- ängstlich besorgte Patienten
- Spannungskopfschmerz

In unserem Leben müssen wir immer wieder Abschied nehmen. Können wir den Abschied bejahen kann uns dies Kraft geben – halten wir an dem fest, was wir ohnedies schon verloren haben, dann zieht uns das herunter und wird zur Quelle von Unruhe und Sorge.

Menschen lehnen sich häufig dagegen auf, Liebgewonnenes und Bekanntes los zu lassen. Die Folge können Unruhe, Hyperaktivität oder aber auch Anteilslosigkeit und Rückzug sein.

Wer seine innere Ruhe nur selten pflegt, läuft Gefahr, sich zu verlieren und sich zu verirren. Die Passiflora lässt den Menschen wieder aus den verwirrenden Weiten des Lebens zu sich selbst zurückfinden. Sie wirkt lösend, ausgleichend und schenkt innere Ruhe. So wird der Mensch in seiner Mitte gestärkt.

Unterschied zwischen Passiflora, Daucus, Melisse und Valeriana

- **Passiflora** ist für das Gefühl (emotional)
- **Daucus** ist für den Kopf, fokussiert das Denken (mental)
- **Valeriana** hilft uns, mentale Fixierungen („endless loop") aufzulösen (mental und emotional)
- **Melisse** gibt dem Herzen Frieden und schafft Harmonie (emotional-cardial)

Anmerkungen

Die Heimat der Passionsblume ist der südamerikanische Urwald. Von dort wurde sie im 15. Jahrhundert durch Seefahrer nach Europa gebracht. In ihrer Heimat wird sie als Herz- und Beruhigungsmittel sowie gegen Augenkrankheiten verwendet.

Die Passionsblume ist mittlerweile ein bewährtes Tagessedativum geworden, bei dem weder Sucht- noch Gewöhnungsgefahr besteht. Sie ist auch wertvoll beim Alkohol- und Drogenentzug.

Salvia ø (Salvia officinalis, Salbei)

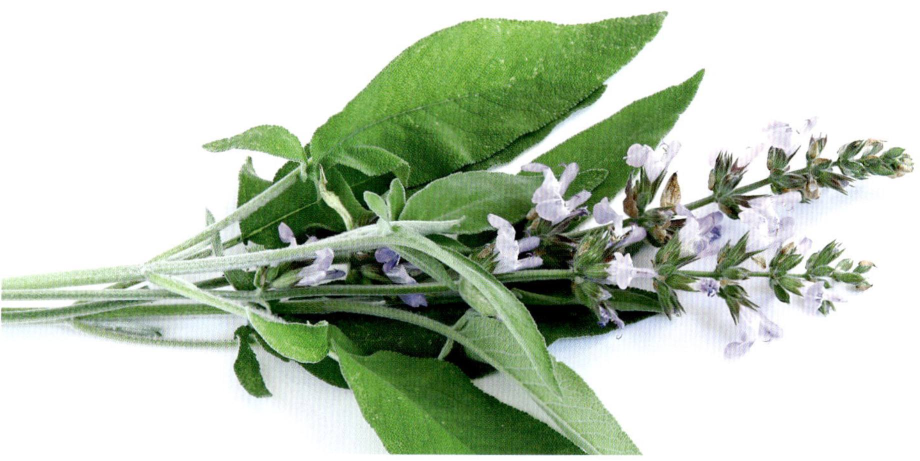

Thema

- Aufnahmefähigkeit
- Empfänglichkeit

Traditionelle Anwendung

Die Salbeiwirkstoffe regeln die Menstruation, beseitigen Weißfluss und helfen bei Beschwerden im Klimakterium. Die Blätter wirken entzündungswidrig, schweißhemmend und antibakteriell.

Ein Tee aus Salbeiblättern (Aufguss) wird bei Fieber, Grippe, Erkrankungen der Harnwege und gegen Nachtschweiß verordnet. Außerdem wird er zum Abstillen verwendet.

Dieser Tee kann durch Walnussblätter (Mischung 50 : 50) verstärkt werden.

Die Salbeitinktur wird aus den frischen Blättern hergestellt und hat die gleichen Anwendungen wie der Tee. Außerdem wird die Tinktur noch als Gurgelmittel bei Halsentzündung, Mandelentzündung und bei Zahnfleischentzündung verwendet. Man gibt dazu einige Tropfen in ein Glas warmes Wasser.

Homöopathische Wirkungen

- gegen starkes Schwitzen (als Tiefpotenz)
- Kitzelhusten von tuberkulösen Patienten
- Herabsetzen der Milchproduktion, Abstillen
- Vergleichsmittel: Tilia europ.

Psychische Wirkungen

- psychosomatisch bedingte übermäßige Schweißbildung
- Unausgeglichenheit im Klimakterium (kühlend und ausgleichend)
- vegetative Dystonie

Für die Frau beginnt mit dem Eintritt ins Klimakterium eine Neuorientierung. Es müssen neue Aufgaben und Interessen gesucht werden. Die Empfänglichkeit auf der seelischen Ebene muss nun die Empfänglichkeit auf der körperlichen Ebene kompensieren.

Salbei fördert die Empfänglichkeit für Impulse von innen und von außen und hilft so bei der Neuorientierung auf allen Ebenen.

Anmerkungen

Das Wort Salbei kommt vom lateinischen salvare = heilen.

Der Salbei wurde durch Benediktinermönche aus dem Mittelmeergebiet zu uns gebracht. Salbei hat schon in der Antike eine große Rolle in der Heilkunde gespielt.

Die Pflanze enthält neben ätherischen Ölen viele weitere Wirkstoffe.

TCM

Salvia spricht vor allem das YIN an. Er kann also einen YANG-Überschuss ausgleichen.

Aufgrund der verlangsamten Hormonproduktion verändert sich im Klimakterium dass YIN-YANG-Gleichgewicht der Frau. Die klimakterischen Hitzewallungen sind damit ein zeitweiliger YANG-Überschuss, auf den Salbei ausgleichend und kühlend wirkt.

Valeriana ø (Valeriana officinalis, Baldrian)

Thema

- Erdung
- Ableitung zur Erde

Traditionelle Anwendung

Baldrian war schon bei den griechischen und römischen Ärzten bekannt. Im Mittelalter galt er mehr als Allheilmittel, während sich heute die Anwendung im wesentlichen auf seine beruhigende Wirkung beschränkt.

Baldrian wird bei allen Formen der Nervosität verwendet. Er baut Spannungen ab ohne müde zu machen und bringt einen guten Schlaf. Nervöse Erschöpfung und geistige Überarbeitung werden positiv beeinflusst. Es ist auffallend, dass nach der Einnahme keine Müdigkeit oder Betäubung auftritt sondern der Patient sich beruhigt und angenehm erfrischt fühlt. Baldrian eignet sich somit sehr gut bei Prüfungsangst. Er kann auch problemlos von Autofahrern angewendet werden, da die Reaktionszeit nicht beeinflusst wird.

Baldriantinktur wirkt nur bei ausreichend hoher Dosierung (mindestens 30 bis 50 Tropfen bzw. 1 bis 2 Teelöffel). Wird die Ceres-Urtinktur verwendet, dann reichen jedoch 5 bis 10 Tropfen pro Einnahme.

Der Baldriantee (Aufguss) wird bei Schlafstörungen, nervösen Herzstörungen, klimakterischen Unruhezuständen, Menstruationskrämpfen, nervösen Kopfschmerzen, Reizbarkeit, Angst, beim Alkohol- und Nikotinentzug sowie bei Schilddrüsenüberfunktion verwendet.

Gelegentlich sind paradoxe Wirkungen berichtet worden. Einige Patienten reagieren auf Baldrian mit Verstärkung ihrer Symptome.

Homöopathische Wirkungen

- Schlaflosigkeit
- Erregung und Nervosität
- Unruhe- und Erschöpfungszustände vor allem im Klimakterium
- Kreuzschmerzen, Gliederschmerzen, Kopfschmerzen, Ischialgie, Neuralgien
- nervös bedingte Einschlafstörungen
- unkontrollierbare Gedankenflucht und übersteigerte Gedankenaktivität
- Überempfindlichkeit aller Sinne
- Gemütsschwankungen

- Hysterie, wird bei Schmerzen ohnmächtig
- Wirkung ähnlich dem schulmedizinischen Diazepam (Valium)
- Vergleichsmittel:
  Castanea-vesca, **Cimicifuga**, Coffea, Lac-can., Moschus, **Nux-mos.**, Nux-vom., Rhus-tox., **Zincum**

Psychische Wirkungen

- Hypochondrie, hysterische Ängstlichkeit
- Neigung zu Ohnmachtsanfällen

Der stark verwurzelte Baldrian mit seinen hohen Stängeln und den darauf schwebenden Blüten hilft Menschen, die sich ganz in geistige Aktivität verlieren und so den Boden unter den Füßen verlieren. Baldrian erdet sie wieder, bringt sie auf den Boden der Realität zurück und stellt sie wieder mit beiden Beinen auf die Erde.

Durch diesen Erdungsprozess kann Baldrian auch Denkblockaden und gesteigerte Gedankenaktivität („endless loop") unterbrechen und so wieder Ruhe in das überforderte Gehirn bringen.

Anmerkungen

Grundsätzlich müssen Denken und Fühlen zueinander im Gleichgewicht stehen.

Ist das Gefühl vorherrschend, dann fällt es schwer, strukturierte und vernünftige Gedanken zu fassen. Das Denken läuft dann unkontrolliert und ungezielt ab. Geschehnisse werden zwanghaft immer wieder durchdacht, aber die Gedanken können nicht begrenzt oder strukturiert werden. Durch unkontrollierbare Gefühle entsteht innere Unruhe.

Ist das Denken nicht von Gefühl und Herzenswärme begleitet, dann entstehen Denkprodukte, die nicht im Einklang mit der Natur und mit den Lebensgesetzen des Kosmos stehen. Es entsteht Chaos und Zerstörung. Baldrian wirkt in solchen Situationen ausgleichend und beruhigend.

Der Baldriangeruch ist dem Katzengeruch sehr ähnlich – Katzen geraten in Aufruhr, wenn sie Baldrian riechen. Darum wird er in einigen Gegenden Deutschlands auch Katzenkraut oder Katzengeil genannt.

Metalle zur Therapie von psychischen Erkrankungen

Grundgedanken zur Therapie mit Metallen

Zunächst einige Paracelsus-Zitate:

Die Metalle, die von oben herab kommen, haben ihren Ursprung in den 7 Planeten.

*So merket, dass die Organe das Leben von den 7 empfangen,
ein jedes von seinem Planeten-Kraftsystem, in der ihm zukommenden Bahn.*

*Also versteht, dass das Hirn der Mond ist, die Lunge Mercurius, die Niere Venus,
die Galle Mars, die Leber Jupiter, die Milz Saturn und das Herz ist die Sonne.*

*So gehen alle Krankheiten aus der Wurzel der Planeten hervor. Wie der Planet ist,
so ist auch die von ihm verursachte Krankheit und wer den Planeten kennt,
dem ist auch dessen Krankheit bekannt.*

Ein Zitat von Rudolf Steiner:

*Intimste Beziehungen bestehen zwischen den Metallen und dem Menschen.
... Die Kenntnis der Beziehungen der Metalle zum Menschen ist die Grundlage für
eine wirkliche, echte, wahre Therapie.*

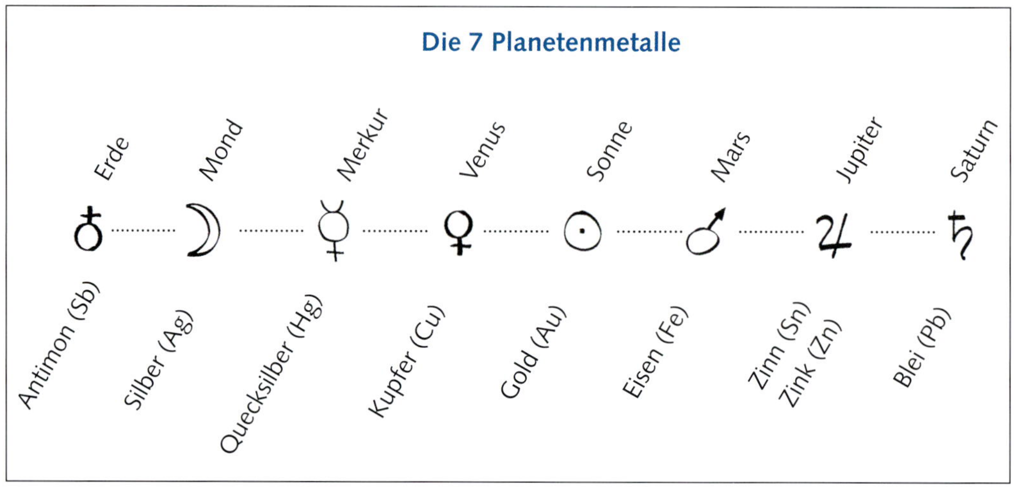

Zusammenhänge zwischen den sieben Metallen

In der vorstehenden Tabelle sind die Planeten nach ihrem Bezug zur Erde angeordnet. Wenn wir die Metalle einmal nach ihrem Atomgewicht anordnen, dann ergibt sich folgende Reihenfolge:

Metall	Eisen	Kupfer	Silber	Zinn	Gold	Quecksilber	Blei
Atomgewicht	55,9	63,5	107,9	118,7	197,2	200,6	207,2

Wenn wir die 7 Metalle auf einem Kreis in der Reihenfolge ihres Atomgewichts anordnen, dann sehen wir einen erstaunlichen Zusammenhang. Wir beginnen rechts unten mit Fe-Eisen und durchlaufen den Kreis im Uhrzeigersinn.

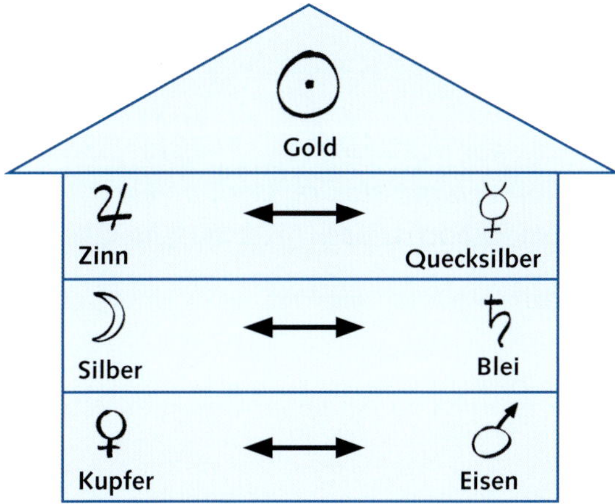

Das Gold (die Sonne) wohnt in der obersten Etage, es thront als Herrscherin über den anderen Planeten. Gold hat keinen Partner, da es die Lebenskraft selbst verkörpert.

Die anderen Etagen teilen sich jeweils die Metalle Kupfer mit Eisen, Silber mit Blei und Zinn mit Quecksilber.

In der Natur haben die Metalle auf der gleichen Etage eine enge Beziehung miteinander. Sie kommen oft in gemeinsamen Lagerstätten vor oder bilden gemeinsam Mineralien. Zum Beispiel bilden Kupfer und Eisen Kupferkies, Silber kommt oft gemeinsam mit Blei vor.

Diese Grafik erscheint zunächst eine interessante Spielerei zu sein, sie trifft jedoch eine wichtige Aussage für die Therapie. Sie zeigt uns nämlich den jeweiligen Therapiepartner eines bestimmten Metalls. Über das Partnermetall kann die Überfunktionen eines Metalls behandelt werden.

Beispiel

Bei einem Patienten weisen Symptome darauf hin, dass sein Silberprozess zu mächtig arbeitet. Durch Blei in spagyrischer oder homöopathischer Dosierung kann diese „Silberüberfunktion" korrigiert werden, weil Blei der Therapiepartner von Silber ist.

Da Gold die Lebenskraft direkt verkörpert, kann ein Mensch nur eine zu schwache oder verstimmte Lebenskraft haben, die dann mit spagyrischen bzw. homöopathischen Goldgaben gestärkt bzw. ausgeregelt werden muss. Eine zu starke Lebenskraft würde ja „zu viel Gesundheit" bedeuten, was natürlich Unsinn ist.

Es gelten somit folgende Therapieregeln:

Der Mangel eines Metalls wird behandelt, indem man das Metall in Tiefpotenz zuführt.

Der Überschuss eines Metalls wird behandelt, indem man das Partner-Metall

oder eine Hochpotenz des Überschussmetalls zuführt.

Gold wird bei Bedarf in passenden Tief- oder Hochpotenzen zugeführt.

Aus der Sicht der Spagyrik kann damit ein neuer Gesundheitsbegriff definiert werden:

Ein Mensch ist altersgemäß gesund, wenn seine Metallprozesse harmonisch zusammenarbeiten.

Anmerkung

Die beschriebenen Qualitäten der verschiedenen Metalle sowie die Therapieempfehlungen geben die anthroposophische Weltanschauung wieder.

Die Eigenschaften der Metalle sind im Wesentlichen aus den Büchern von „Alla Selawry, Metall-Funktionstypen in Psychologie und Medizin" und „Dr. Dagmar-Maria Ücker, Die Heilkunst mit Metallen" entnommen.

Die Metalltypen

Das Mond – Silbersystem

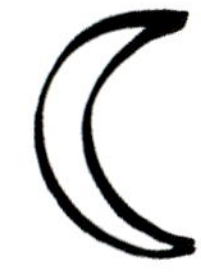

Silber ist der Träger des erneuernden Lebens.

Die frühe Kindheit wird vom Silber regiert.

Silber vermittelt Wachstum, Aufbau, Regeneration und Ausscheidung. Es ist für die embryonale kindliche Lebensphase entscheidend. Silber steuert die Fortpflanzung, die Funktion der Haut und Schleimhäute sowie die Schweißbildung.

Der ausgeglichene Silbertyp ist vital und mütterlich, die starke Mutter.

Der Gegenspieler des Silbers ist Blei.

Silberpräparate[79]

- Agaricus comp. WELEDA (Argentum met. D6), schmerzhafte Osteoporose
- Antimonit/Echinacea comp. WELEDA (Argentum met. D30), entzündliche Erkrankungen
- Argentum/Berberis comp. WELEDA (Argentum met. D20), Rachenentzündung, Sinusitis
- Argentum/Rohrzucker WALA, Erschöpfung, Folgen von physischen und psychischen Verletzungen
- Argentum D30/Echinacea D6 WELEDA, entzündliche und fieberhafte Prozesse
- Argentum D8/Hyoscyamus D3 WELEDA, Einschlafstörungen, Schwangerschaftserbrechen
- Argentum metallicum C6, C12, C30, alle homöopathischen Silber-Indikationen
- Argentum nitricum comp. WALA, chronisch rezidivierende Entzündungen
- Argentum Quarz WALA, chronische Sinusitis, Otitis, Lymphadenitis
- Argentum-Corpus vitreum D6 WELEDA, Glaskörpertrübung des Auges
- Echinacea Mund- und Rachenspray WALA, Entzündungen Mund- und Rachenraum, Aphten
- Mundbalsam WALA, Schleimhautentzündungen
- Myristica sebifera comp. WALA, eitrige Sinusitis
- Peridontium/Silicea comp. WALA, Zahnfleischentzündung
- Phönix Argentum spag. enthält Argentum nitr., Cuprum sulf. und Zinkum metallicum.

[79] Die hier genannten Arzneimittel der verschiedenen Firmen haben sich in der Praxis des Verfassers bewährt. Das bedeutet jedoch nicht, dass es nicht auch Mittel anderer Firmen gibt, die genau so gut wirken. Der Verfasser hat jedoch mit den Mitteln anderer Firmen keine Erfahrung.

Nervenberuhigungsmittel sowie Hypertonie und Hitzewallungen im Klimakterium
- Phoenix Cyclamen spag, enthält Argentum, Calcium, Cuprum, Kalium, Plumbum und Zinkum. Migränemittel
- Renes/Argentum nitr. WALA, Entzündung der Nieren und der Harnwege
- Robinia comp. WALA, Sodbrennen, Übersäuerung, Magengeschwüre
- Silicea comp. WALA, Entzündungen im Kopfbereich (Nase, Ohr, Auge, Zahnfleisch)
- Sinudoron WELEDA (Argentum met. D20), eitrige, fieberhafte Entzündungen, Sinusitis
- Solunat Nr. 4, Cerebretik, entspannt Psyche und Körper, Schlafstörungen, beruhigt den Magen
- Thuja comp. WELEDA (Argentum met. D3), Harnwegsinfekt

Silbermangel – der magersüchtige Neurotiker

Körpersymptome bei Silbermangel

- Erschöpfung, Müdigkeit und Trägheit, Auszehrung nach schweren Krankheiten oder nach Chemotherapie oder Drogenmissbrauch, durch Schlafmangel oder Hunger, Appetitlosigkeit der Kinder nach Antibiotikatherapie:
  Argentum met. C6, Solunat Nr. 4 Cerebretik
- eine Wunde kann wegen mangelnder Blutversorgung („Hunger") nicht heilen: *äußerlich kolloidales Silber, innerlich Solunat Nr.4 Cerebretik*
- Fieberzustände:
  initial: *Argentum met. C30,*
  zur Weiterbehandlung: *Argentum met. C6 oder Solunat Nr. 4 Cerebretik,*
- Schleimhautentzündung Mund, Magen, Darm, ableitende Harnwege:
  Argentum nitricum C6
- gestörte Genitalfunktion der Frau, Unterfunktion der Regelkreise:
  Argentum met. C6

Psychische Symptome bei Silbermangel

- Nachwirkungen von körperlicher oder seelischer Gewalt[80] (Vergewaltigung):
  Argentum met. C12, Solunat Nr. 4 Cerebretik
- alle Rhythmusstörungen wie z. B. Schlaflosigkeit, innere Unruhe, Herzjagen, Magenkrämpfe:
  Argentum met. C12, Solunat Nr. 4 Cerebretik, Phönix Argentum spag.

80 Die alten Spagyriker sagten: „Silber spricht von jeder Gewalt frei". Dies bedeutet, dass sich z. B. Vergewaltigungsopfer meist Selbstvorwürfe machen, wie es so weit kommen konnte. Sie geben sich also selbst die Schuld an ihrem Unglück. Silber befreit von dieser Fehleinschätzung.

- geistige Erschöpfung, kongestiver Kopfschmerz, Migräne:
  Argentum met. C30, Solunat Nr. 4 Cerebretik
- Angstneurosen, Zwangsvorstellungen mit Erregungszuständen:
  Argentum met. C6, Solunat Nr. 4 Cerebretik, Phönix Argentum spag.
- Verstimmungszustände während der Menstruation, im Wochenbett, im Klimakterium:
  Argentum met. C6, Solunat Nr. 4 Cerebretik
- Depression: *Argentum met. C30, Solunat Nr. 4 Cerebretik, Phönix Argentum spag.*

Silberüberschuss – der pastöse Phlegmatiker

Körpersymptome bei Silberüberschuss

- Wassereinlagerung, Vielesser, Vielschläfer, überschießende Wundheilung, verschleimt, entzündet, blutig-eitriges Sekret, verkürzter Monatszyklus, starke Menstruation, Leukorrhoe, überschießende Laktation, akute Mastitis, heftige Wallungen, Nasenbluten, Blutfülle:
  Argentum C30, Plumbum met. C6 oder Phönix Plumbum spag. 2-mal tägl. 5 Tropfen

Psychische Symptome bei Silberüberschuss

- subfebrile Temperaturen, Neuralgien, Neuritiden:
  Plumbum met. C12 oder Phönix Plumbum spag. 2 x wöchentl. 5 Tropfen
- Mondsucht, visionäre Veranlagung, Schlafwandeln, Hysterie:
  Plumbum met. C30 oder Phönix Plumbum spag. 2-mal wöchentl. 5 Tropfen

Das Merkur-Quecksilbersystem

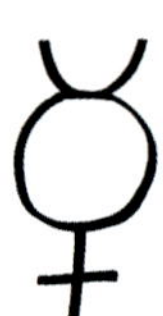

Merkur ist der Träger des bewegenden Lebens.

Das Schulalter wird vom Merkur bestimmt.

Zahnwechsel und die Entwicklung des Intellekts sind typische Merkurprozesse. Leichtfüßig eilt der Schüler von einem Lerninhalt zum anderen, er passt sich leicht an und vergisst genau so schnell wieder. Das Wesen des Merkur ist Bewegung, Regsamkeit und Lebendigkeit.

Die Lungenbewegung ist ein Merkurprozess. Die Bewegungen im Flüssigkeitssystem, Lymphe, Drüsen, Schleimhäute, erwachende und noch orientierungslose Sexualität sind typische Merkurprozesse.

Der ausgeglichene Quecksilbertyp ist ein lebenslustiger, dynamischer, heiterer, lebhafter und lebensfreudiger Mensch, ein Sanguiniker.

Der Gegenspieler des Quecksilbers im Stoffwechselgeschehen ist Zink.

Quecksilberpräparate

- Mercurius vivus C4, C6, C12, C30 WELEDA, Colitis ulcerosa, Lungenembolie
- Mercurius cyanatus C6, C12 WELEDA, Stomatitis, Aphten
- Solunat Nr. 6, Dyscrasin … Schwerpunkt Haut
- Solunat Nr 9, Lymphatik … Schwerpunkt Bindegewebe, Drüsen und Ausscheidung
- Phönix Hydrargyrum spag. … Schwerpunkt Entzündungen, Neuralgien, Rheuma

Quecksilbermangel – der stagnierende, übersäuerte Rheumatiker

Körpersymptome bei Quecksilbermangel

- Erkrankungen des Lymphdrüsen- und des gesamten Drüsensystems wie Stauungen, Entzündung und Eiterung von Drüsen z. B. Lymphangitis, Mumps, Angina, Erkältung, Bronchitis, Hauterkrankungen wie z. B. eitrige und nässende Ekzeme, Furunkel:
  Mercurius vivus C4 bis C6, Solunat Nr. 9 Lymphatik oder Phönix Hydrargyrum spag.
- Hypertrophie und Tumorbildung wie Polypen, Adenome, Myome, Fibrome, Papillome usw.:
  Mercurius vivus C15 bis C30, Solunat Nr. 9 Lymphatik oder Phönix Hydrargyrum spag.

- Sekretionsstörungen wie akuter und chronischer Darmkatarrh, Colitis, Leber- und Gallenfunktionsstörungen, Nierenstörungen wie Cystopyelitis, Nephritis, Genitalentzündungen:
  Mercurius vivus C4 bis C6, Solunat Nr. 9 Lymphatik oder Phönix Hydrargyrum spag.

Psychische Symptome bei Quecksilbermangel

- seelische Unausgeglichenheit, Hysterie, illusionäre Vorstellungen, Zwangsneurosen, krankhafte Eifersucht, depressive Verstimmung:
  Mercurius vivus C12 bis C30, Solunat Nr. 9 Lymphatik oder Phönix Hydrargyrum spag.

Quecksilberüberschuss – der entzündete Lymphatiker

Körpersymptome bei Quecksilberüberschuss

- Katarrh, Entzündung, scharfe, ätzende Sekrete, Schweißausbrüche, hyperkinetisch, zappelig, Hitze- und Kälteempfindlichkeit, wetterfühlig:
  Zincum metallicum C30, Zincum valerianicum, C30 (Schwerpunkt Nervensystem), Solunat Nr. 9, Lymphatik, Phönix Hydrargyrum spag. (Schwerpunkt Neuralgien, Rheuma)

Psychische Symptome bei Quecksilberüberschuss

- sensationslüsterne Neugier, intrigant und verleumderisch, ein hastiger, übergeschäftiger Unruhegeist, Spielsucht, risikofreudiger Spekulant:
  Zincum metallicum C30, Zincum valerianicum, C30 (Schwerpunkt Nervensystem), Solunat Nr. 9 Lymphatik

Das Venus-Kupfersystem

Kupferprozesse sind die Träger des Stoffwechsels.

Die Jugend wird von Kupfer-Venusprozessen geprägt.

Alles ist erregend, aufregend und spannend, das sexuelle Empfinden erwacht – es ist die Zeit der ersten Freundschaft, Liebe und Sexualität.

Eiweiß- und Blutbildung, Kohlehydrat- und Fettstoffwechsel und die venöse Blutzirkulation werden vom Kupfer gesteuert. Die Zentrale der Kupferprozesse liegt im Nieren-Nebennierensystem und im vegetativen Nervensystem. Die Übererregbarkeit des Nervensystems (Krämpfe, Migräne) reagiert oftmals gut auf Kupfergaben.

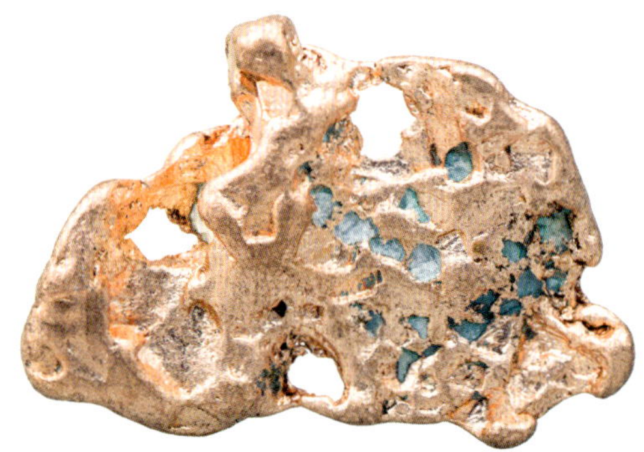

Kupfer beeinflusst Eisen im Stoffwechsel und im Blutkreislaufsystem.

Psychisch tritt uns die Venuspersönlichkeit in zweifacherweise Weise entgegen.

Einmal als **Venus urania**, die himmlische, reine Venus, die sich mit ihrer allumfassenden Liebe dienend und sich selbst verleugnend für die Gemeinschaft verbraucht. Zum anderen als **Venus endemion**, die in ihrer Triebhaftigkeit und in sexuellen Abartigkeiten gefangen ist und sich so selbst zerstört.

Der ausgeglichene Kupfertyp ist anmutig und feminin, die sympathische, gefühlvolle und warmherzige Schönheit.

Der Gegenspieler des Kupfers im Stoffwechselgeschehen ist Eisen.

Kupferpräparate

- Cuprum metallicum C4, C6, C12, C30 WELEDA
- Cuprum metallicum präp. D6, D12, D20, D30 WELEDA
- Cuprum aceticum/Zincum valerianicum WELEDA, Muskelkämpfe, Singultus,
- Cuprum aceticum comp. WALA, Asthma bronch., spastische Bronchitis, Krämpfe,
- Cuprum arsenicosum D6 Schüssler Nr.19, Koliken, Krämpfe
- Spascupreel HEEL, ein bewährtes Spasmolyticum für die glatte und quergestreifte Muskulatur

- Solunat Nr. 16, Renalin, ein Nieren- und Ausscheidungsmittel
- Phönix Argentum spag. enthält Argentum nitricum, Cuprum sulfuricum und Zinkum metallicum. Es wird als Nervenberuhigungsmittel, gegen Hypertonie und klimakterische Hitzewallungen eingesetzt.

Kupfermangel – der verkrampfte, gefühlskalte Astheniker

Körpersymptome bei Kupfermangel

- venöse Durchblutungsstörungen, Phlebitis, Thrombose,[81]
- Übererregbarkeit des gesamten Nervensystems, Krämpfe, Migräne, spastische Bronchitis, Asthma bronchiale:
  Cuprum aceticum/Zincum valerianicum,
  WELEDA, Cuprum aceticum comp. WALA,
  Cuprum arsenicosum D6 Schüssler Nr. 19,
  Spascupreel HEEL
- Verdauungsstörungen, Appetitmangel, Resorptionsstörungen, Meteorismus, Stoffwechselstörungen wie Diabetes mell., Nahrungsmittelallergien, Mykosen, Kupfer hält die Schilddrüse im Gleichgewicht:
  Cuprum metallicum C4 bis C6, Cuprum arsenicosum D6 Schüssler Nr. 19
- alle Nierenerkrankungen:
  Cuprum met. C4 bis C6, Solunat Nr. 16 Renalin

Psychische Symptome bei Kupfermangel

- Gefühlsverarmung, Freudlosigkeit, Lebensangst, Geschmacklosigkeit, Gleichgültigkeit, Seelenkälte, Nachlässigkeit, Erstarrung, Angstzustände,
- alle psychischen Störungen, die mit Nierenstörungen verbunden sind wie z. B. Erregungszustände, Krämpfe, Erschöpfung, Apathie, Phobien, Depression, der Stupor[82] Schizophrener:
  Cuprum met. C6 bis C12, Solunat Nr. 16 Renalin, Phönix Argentum spag.

[81] Man kann eine dünne Kupferfolie in die Schuhe als Einlegesohle einlegen.

[82] Der Stupor ist ein Starrezustand des ganzen Körpers bei wachem Bewusstsein. Bewegungen werden nicht oder nur sehr langsam ausgeführt. Trotz Wachheit reagiert der Patient nicht auf Kommunikationsversuche. Ein Stupor kann ein Symptom einer psychischen Erkrankung (meist Schizophrenie) sein oder er wird durch Nebenwirkungen von Psychopharmaka z. B. Valproinsäure (Name Convulex, Valproat) hervorgerufen.

Kupferüberschuss – der verweichlichte venöse Typ

Körpersymptome bei Kupferüberschuss

- Körperfülle, Entzündung, Hyperthyreose, Hypertonie
- Hitze, Fieber
- Heißhunger, Durchfälle, Störungen des Stoffwechsels
- Zysto-Pyelitis, Nephritis, Harndrang
- venöse Stauungen, trockene Entzündungen wie z. B. Heiserkeit, Aphonie
- Übererregbarkeit, Zittern, Pulsieren, Migräne, Polyneuritis, Myalgie, Arthritis: *Cuprum aceticum D4/Zincum valerianicum D4 WELEDA als Sedativum und Spasmolyticum*
- bei Durchblutungsstörungenals Spasmolyticum: *Cuprum aceticum comp (Cuprum + Nicotina + Renes) WALA*
- als Spasmolytikum der Hohlorgane und der quergestreiften Muskulatur: *Spascupreel (Heel)*

Psychische Symptome bei Kupferüberschuss

- übersteigerte Romantik, Wunschträume, heftige Sympathie oder Antipathie, Gefühlsüberschwang, Vergnügungssucht, Lebenshunger
- Übereifer, emotional sehr nachgiebig, Schenksucht und Verschwendung, Genusssucht, Selbstaufgabe
- Erregungszustände, hohe innere Spannung, Halluzinationen: *Cuprum aceticum C30, Ferrum metallicum C30, Cobalt C30, Chamomilla e rad. D3, Carbo betulae D20*

Das Sonnen-Goldsystem

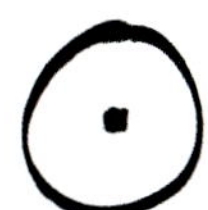

Gold regelt die Zirkulationssysteme.

Das frühe Erwachsenenalter ist die Zeit voller körperlicher und seelischer Leistungsfähigkeit.

Der Mensch kann eigenständig und freudig schaffen.

Gold steuert das Blutkreislaufsystem, die Blutbildung und die Blutfunktion. Gold ist im Knochenmark, im Herzen und im Rethikulo-Endothelialem-System (RES) konzentriert. Gold regelt die Zirkulation und das funktionelle Gleichgewicht aller Lebensprozesse im Körper.

Der vitale, vollblütige Typ, der mit beiden Beinen im Leben steht – die natürliche Führungspersönlichkeit, ein edler Mensch mit wohlwollendem, herzlichem Charakter.

Gold hat keinen Gegenspieler – es wird bei Bedarf in den entsprechenden Potenzen zugeführt.

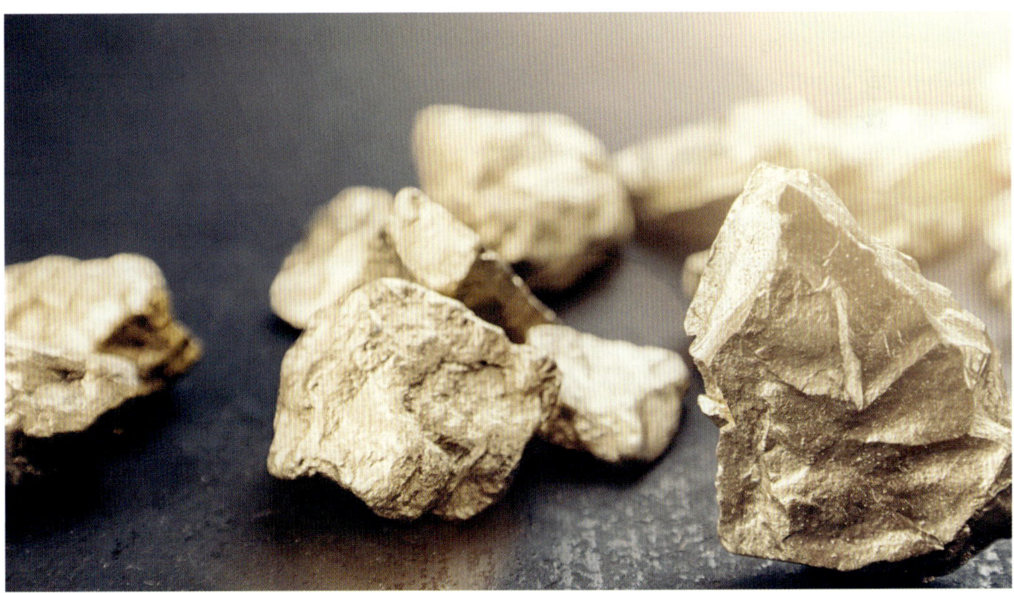

Goldpräparate

- Aurum metallicum C4, C6, C12, C30
- Aurum comp. WALA, Nachbehandlung von Meningitis, psychische Erkrankungen, Herz-Kreislauf
- Aurum/Apis comp. WALA, depressive Verstimmung im Klimakterium, nervöse Erschöpfung,
- Aurum/Belladonna comp. WALA, Arteriosklerose, Gehirndurchblutungsstörung, Hypertonie
- Aurum/Equisetum comp. WALA, Herzinsuffizienz mit Niereninsuffizienz
- Aurum/Prunus comp. WALA, Erschöpfung mit Hypotonie
- Aurum/Stibium/Hyoscyamus WALA, funktionelle Herzbeschwerden mit Einschlafstörungen
- Aurum/Strophanthus WALA, bradycarde Herzinsuffizienz
- Aurum/Valeriana comp. WALA, funktionelle Herzbeschwerden, Übelkeit, Schwindel,
- Aurum met. praep. D6–D30 WELEDA, Herz- und Kreislaufstörungen, Hypertonie, Depression
- Cardiodoron/Aurum comp. WELEDA, Dyscardie, Hypotonie,
- Aurum D10/Cor D4, WELEDA, Herzmuskelschwäche
- Aurum D30/Equisetum D20 WELEDA, Niere und Herz anregen
- Aurum D10/Ferrum sid. D10 WELEDA, Lampenfieber, Platzangst, Erschöpfung, Depression
- Aurum/Hyoscyamus comp. WELEDA, Herzrhythmusstörungen (Extrasystolen), Einschlafstörungen, psychovegetative Störungen
- Aurum/Lavandula comp. WELEDA, Herzsalbe
- Aurum D10 / Stibium D8 WELEDA, Dyscardie, psychische Labilität, psychotische Syndrome
- Aurum D10/Strophantus D6 WELEDA, Altersherz, Bradycardie, Herzmuskelschwäche
- Solunat Nr. 17, Sanguisol ist das Goldmittel unter den Solunaten
- Solunat Nr. 2, Aquavit, roborierendes Stoffwechselmittel mit Gold
- Solunat Nr. 5, Cordiak, Goldmittel speziell für Herzprobleme
- Solunat Nr. 12, Ophtalmik, Goldmittel speziell für Augenprobleme
- Phönix Aurum spag., Herzmittel besonders bei Herzmuskelschwäche, Altersherz

Goldmangel – der lebensschwache, sonnenlose, trübsinnige Melancholiker

Körpersymptome bei Goldmangel

- gestörte Blutbildung, Anämie und Leukopenie bei verminderter Leistung des Knochenmarks, Pericarditis:
  Aurum met. C6, Solunat Nr. 17 Sanguisol
- Kreislauflabilität, Herzrhythmusstörungen:
  Aurum met. C12, Solunat Nr. 5 Cordiak, Phönix Aurum spag.
- Arteriosklerose, degenerative Herzleiden:
  Aurum met C30, Solunat Nr. 5 Cordiak, Phönix Aurum spag.

Psychische Symptome bei Goldmangel (Achtung Suizidgefahr)

Bei Selbstmordgefahr ist der Patient unbedingt in eine psychiatrische Klinik einzuweisen. (siehe auch S. 39).

- Herzbedingte Erregungszustände oder Depressionen, Überaktivität, Unruhezustände, Reizbarkeit, Zorn, überschwängliche Extrovertiertheit, weltfremde Offenheit:
  Aurum met. C6, Solunat Nr. 17, Sanguisol
- Phobien, Zwangsneurosen, Depression, Lebensüberdruss:
  Aurum met C30, Solunat Nr. 17 Sanguisol, Phönix Aurum spag.

Goldüberschuss – der gestaute, plethorische, manische Pykniker

Körpersymptome bei Goldüberschuss

- Plethora, Thrombose, Embolie, Tachycardie:
  Aurum met. C12, Solunat Nr. 5 Cordiak, Phönix Aurum spag.
- trockene Entzündung, übersteigerte Abwehr (Allergie), Blutfülle, Akne rosacea:
  Aurum met. C12
- Myalgie, Gelenkrheuma, Trigeminusneuralgie, Intercostalneuralgie:
  Aurum met. C12
- Lichtempfindlichkeit, entzündete Augen:
  Solunat Nr. 12 Ophtalmik, innerlich und äußerlich – verdünnt mit Wasser – als Augenkompresse

Psychische Symptome bei Goldüberschuss

- illusionistische Verblendung, Selbsttäuschung, Lebensrausch, blindes Selbstvertrauen, Überaktivität, Verschwendung, Erregungszustände, Euphorie, Manie:
  Aurum met. C30, Solunat Nr. 17 Sanguisol, Phönix Aurum spag.
- degenerierte egozentrische, rücksichtslose Machtentfaltung:
  Aurum met. C30, Solunat Nr. 17 Sanguisol, Phönix Aurum spag.

Das Mars-Eisensystem

♂

Eisen regelt das bildende, atmende Leben.

Das späte Erwachsenenalter ist die Zeit des Kampfes. Der Mensch muss gegen seine nachlassenden Körperkräfte ankämpfen und sich gegen äußere Widerstände durchsetzen. Er muss nun sein erworbenes „Vermögen" verteidigen und bewahren.

Eisen bestimmt die Lungenbildung und die Atmung, den Kehlkopf und die Sprachfähigkeit. Es fördert die Gallenproduktion, die Gallenfunktion und die Muskeltätigkeit.

Eisen beeinflusst Kupferprozesse im Stoffwechsel und in der Nierentätigkeit.

Der Eisentyp ist ein vollblütiger Tatmensch, ein furchtloser Kämpfer mit gut ausgeprägter Muskulatur, ein Draufgänger.

Eisenmenschen haben eine scharfe Beobachtungsgabe, einen messerscharfen kritischen Verstand, sie denken eigenständig und kümmern sich wenig um Tradition und um die Meinung Anderer.

Sie sind gute Redner, die schnell auf den Punkt kommen.

Der Gegenspieler des Eisens im Stoffwechselgeschehen ist Kupfer.

Eisenpräparate

- Ferrum metallicum D4, D6, C6, C12, C30,
- Ferrum comp. WALA, Anämie, Rekonvaleszenz
- Meteoreisen WALA, Rekonvaleszenz, allgemeine Erschöpfung
- Ferrum sidereum, WELEDA, Erschöpfung, Depression, Rekonvaleszenz
- Ferrum phos. D3, D6, D12 (= Schüssler Nr. 3),
  1. Entzündungsstadium[83], Infekte, Überanstrengung
- Solunat Nr.3 Azinat, Abwehrschwäche
- Solunat Nr.20 Styptik, Blutungsneigung
- Phönix Ferrum spag., Anämie, Hypotonie, Konzentrationsschwäche

83 1. Entzündungsstadium: Die Symptome wie Schmerzen, Schwellung, Rötung und Wärmebildung beginnen.
2. Entzündungsstadium: Die heftigen und akuten Symptome weichen.
3. Entzündungsstadium: Die Wundheilung ist abgeschlossen, aber die Symptome sind noch nicht völlig verschwunden.

Eisenmangel – der blutarme, muskelschwache Feigling

Körpersymptome bei Eisenmangel

- Frieren, Schlaffheit, Trägheit, Blutarmut, Hypotonie:
  Ferrum met. D4 bis D6, Meteoreisen WALA, Ferrum sidereum, WELEDA, Phönix Ferrum spag.
- Gallestau, Steinbildung, cholestatische Obstipation:
  Ferrum met. D4 bis D6, Solunat Nr. 3 Azinat mit Solunat Nr. 8 Hepatik, unterstützende Heilpflanzen sind Chelidonium, Taraxacum und Urtica dioica
- anhaltende gynäkologische Blutungen:
  Ferrum met. C6, Solunat Nr. 3 Azinat, Solunat Nr. 20 Styptik

Psychische Symptome bei Eisenmangel

- kongestive Kopfschmerzen, Migräne:
  Ferrum metallicum C30, Ferrum WALA comp. WELEDA, Meteoreisen WALA, Ferrum sidereum, WELEDA, Solunat Nr. 3, Azinat, Phönix Ferrum spag.
- Antriebsschwäche, lauwarm, farblos, vermeidet jeden Widerspruch, wenig Lebensantrieb, sie sind seelisch „blutarm", Melancholie, Verbitterung:
  Ferrum metallicum C12, C30, Ferrum WALA comp. WELEDA, Meteoreisen WALA, Ferrum sidereum, WELEDA, Solunat Nr.3, Azinat, Phönix Ferrum spag.

Eisenüberschuss – der Draufgänger

Körpersymptome bei Eisenüberschuss

- Hitzegefühle, trockene Entzündung, Nasenbluten, trockener Reizhusten, Ikterus, Hyperthyreose, Hypertonie, Kopfschmerzen durch Blutfülle, Neuralgie (Trigeminus, Ischias):
  Ferrum metallicum C30, Solunat Nr. 3, Azinat, Phönix Ferrum spag.,

Psychische Symptome bei Eisenüberschuss

- ungezügelter Zorn, wenig Selbstkontrolle, Gereiztheit, heftig und aggressiv, sexuelle Übererregbarkeit, tollkühn, streitsüchtig, waghalsig, explosiv, ein gewalttätiger Draufgänger, Manie:
  Ferrum metallicum C30, Solunat Nr. 3 Azinat, Phönix Ferrum spag.,

Das Jupiter-Zinksystem

♃

Jupiter ist der Träger des bewahrenden, ruhenden Lebens.

Jupiterprozesse prägen die Meisterjahre.

Übergeordnete Seelenkräfte wie Vernunft, Umsicht und ordnende Planung bei maßvoller Selbstbeherrschung sollen nun den Tagesablauf beherrschen. Während die Körperkräfte nachlassen, wird man auf manches Nebensächliche verzichten müssen. Es ist die Zeit der Lebensernte, wo man mit Zinsen ernten muss, was man vielleicht gar nicht säen wollte.

Jupiter bestimmt die Gestaltung im „Halbflüssigen“ wie z. B. Gelenke, Leber, Gehirn, seröse Häute.

In der Spagyrik ist das Jupitermetall Zink (Zincum). Hier steht die Spagyrik im Gegensatz zur Anthroposophie, die dem Jupiter Zinn-Stannum zuordnet.

Es ist bemerkenswert, dass v. Bernus (Soluna) im Solunat Nr. 8 Hepatik zuerst Zinn (Stannum) als Leitmetall einsetzte. Auch Johann Glückselig (Phönix) betrachtete zunächst Zinn als den Jupiterrepräsentanten. Durch genauere spagyrische Forschungen kamen beide zu dem Ergebnis, dass Zink – Zincum dem Jupiter sehr viel besser entspricht als Zinn-Stannum und sie zogen ihre Konsequenzen daraus. Heute enthalten die entsprechenden Praparate, Solunat Nr. 8 Hepatik und Phönix Argentum spag. sowie Phönix Plumbum spag. ausschließlich Zink.

Die biologische Bedeutung von Zink (Zincum)

Zink ist in der Prostata und im Sperma sowie in den Leukozyten und den Thrombozyten enthalten. Es ist für die Herstellung und Speicherung von Insulin unerlässlich, ist Bestandteil von mehr als 200 Enzymen und ist an mehr enzymatischen Reaktionen als jedes andere Metall beteiligt. Alleine das beweist schon, dass Zink ein bedeutendes Stoffwechselmetall ist.

Das „Jupiterorgan“ Leber ist von grundlegender Bedeutung für den ganzen Organismus. Durch die Galle-Produktion ist die Leber in der Lage, Toxine in den Darm auszuscheiden. Sie hat großen Einfluss auf den gesamten Intestinaltrakt, besonders auf das Darmmilieu.

Jupiter fördert den Energiehaushalt, das Wachstum, den Stoffwechsel, die Enzymtätigkeit. Die Kraftwerke der Zellen, die Mitochondrien, sind in den Leberzellen in höherer Zahl als in anderen Zellen vorhanden. Das weist auf die Tätigkeit des „Jupiterorgans Leber“ als Energielieferant hin. Jupiter-Zink stabilisiert biologische Membranen, fördert Leber- und Immunprozesse sowie die Wund- und Hautregeneration.

Der Gegenspieler des Zink im Stoffwechselgeschehen ist Quecksilber.

Zink-Präparate

- Zincum metallicum C6, C12, C30, WELEDA
- Zincum valerianicum, C6, C12, C30, WELEDA, Schwerpunkt Nervensystem
- Zincum phosphoricum C6, C12, C30, (homöopathisch), Schwerpunkt Nervensystem
- Zincum chloratum D6 Schüssler Nr.21, Reizzustände des Nervensystems
- Solunat Nr.8 Hepatik, Schwerpunkt Leber, Stoffwechsel
- Phönix Argentum spag., Schwerpunkt Nervensystem
- Phönix Plumbum spag., Schwerpunkt Spasmolyse der glatten Muskulatur, entzündungswidrig im Bereich der Schleimhäute

Zinkmangel – der unansehnliche, müde und erschöpfte Kriecher

Körpersymptome bei Zinkmangel

- Schwerpunkt Nervensystem, ruhelose Füße (restless legs), Fußschweiß:
  Zincum metallicum C6 WELEDA, Zincum valerianicum C6 WELEDA, Zincum phosphoricum C6, Zincum chloratum D6 Schüssler Nr. 21, Phönix Argentum spag.
- mangelnde Vitalität, erschöpft, kein Appetit, Allergie, Ekzeme, Stoffwechselstörungen wie z. B. Diabetes mell., Gallestau, Gallekoliken, Obstipation durch mangelhaften Gallefluss, alle Leberaffektionen:
  Zincum met. D6 Schüssler 21, Solunat Nr. 8 Hepatik, Phönix Plumbum spag.

Psychische Symptome bei Zinkmangel

- Geist- und Gedächtnisschwäche, erschwerte Auffassung, geistesabwesend, geistige Erschöpfung durch Nachtarbeit oder anstrengendes Studium, psychische Unruhe, Schlaflosigkeit, hepatogene Depression (Melancholie):
  Zincum metallicum C12 WELEDA, Zincum valerianicum C12 WELEDA, Zincum phos. C12, Zincum chloratum D6 Schüssler Nr. 21, Phönix Argentum spag.

Zinküberschuss – der überhebliche Emporkömmling

Körpersymptome bei Zinküberschuss

- Kopfschmerz, Leeregefühl, Neuralgien, Gallestau, starke sexuelle Erregung, Priapismus:
  Zincum metallicum C12, Solunat Nr.8 Hepatik, Phönix Plumbum spag.

Psychische Symptome bei Zinküberschuss

- berechnende Überheblichkeit, Großtuerei, Prunksucht, Hochstapelei, Anmaßung, Manie:
  Zincum metallicum C30 WELEDA, Zincum valerianicum C30 WELEDA, Zincum phos. C30, Phönix Argentum spag.

Das Saturn-Bleisystem

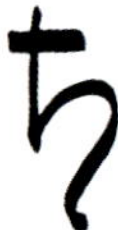

Blei ist der Träger des erfüllten Lebens, da die Fundamentalaufgabe der Arterhaltung abgeschlossen ist.

Das Greisenalter wird vom Blei beherrscht.

Die physiologische Alterung und der Abbau unterstehen dem Blei. Seelisch sollte nun eine wachsende Objektivierung und Verinnerlichung sowie Reifung eintreten.

Blei fördert die Austrocknung und die Mineralisierung.

Die Bleikraftzentren sind die Sinnesorgane, das Skelettsystem und die Milz.

Blei ist das Metall des Kronos (griechisch) bzw. Saturn (römisch).

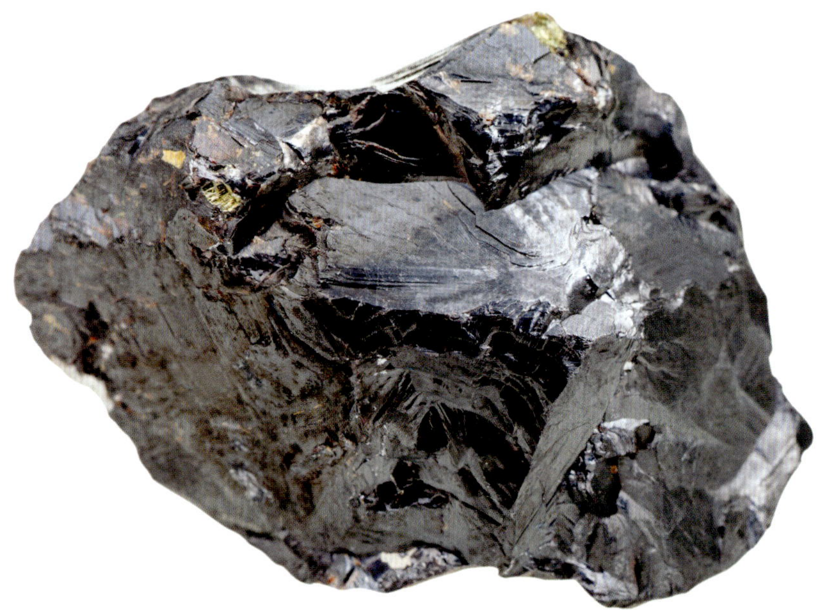

Saturn ist der Herr der Zeit. Seine Kräfte lenken den Menschen weg von der materiellen Körperlichkeit und entfalten die geistigen Veranlagungen.

Blei legt die Grundlage für die Mineralisierung und für die Skelettbildung. Dann steuert Blei die Funktion der Milz als wesentliches Immunorgan und schließlich greift Blei steuernd in das Sinnes-Nervensystem ein.

Der Gegenspieler von Blei ist Silber.

Bleipräparate

- Plumbum mellitum D6 … D20 WELEDA, vorzeitige Alterung, Arteriosklerose, Konzentrationsschwäche
- Plumbum met. praep. D6 ... D 30 WELEDA, Infantilität, vorzeitige Alterung, Arteriosklerose
- Cuprum sulf. comp. WELEDA (enthält Plumbum D15), Spasmolyticum
- Arnica/Betula comp. WELEDA (enthält Plumbum D20), Sklerose der Hirngefäße
- Scleron WELEDA (= Plumbum mellitum D12), Arteriosklerose, Altersabbau
- Arnica/Plumbum comp. WALA, cerebrale Durchblutungsstörungen, degenerative Veränderungen am Auge oder Ohr
- Aurum/Belladonna comp. WALA (enthält Plumbum mellitum D11), Arteriosklerose, Hypertonie
- Strophantus/Nicotina comp. WALA (enthält Plumbum mellitum D11), Altersherz, Bradycardie
- Epiphysis/Plumbum WALA, Knochenaufbaustörungen
- Solunat Nr.18 Splenetik
- Phönix Plumbum spag.

Bleimangel – der prinzipienlose, geschwätzige Hypochonder

Körpersymptome bei Bleimangel

- geschwächte Sinne, verzögerte Reifung, schwache Bindegewebe, Bänderschwäche, schwache Knochen:
  Plumbum met. praep. D6 WELEDA, Epiphysis/Plumbum WALA, Solunat Nr. 18, Splenetik, Phönix Plumbum spag.
- Atonie, Bettnässen, Hypotonie, unsensibel, schwache Sinnesfunktionen:
  Plumbum met. präp., *WELEDA, Arnica/Plumbum comp. A WALA, Arnica/Plumbum comp. B WALA, Strophantus/Nicotina comp. WALA (enthält Plumbum mellitum D11), Solunat Nr. 18 Splenetik, Phönix Plumbum spag.*

Psychische Symptome bei Bleimangel

- Benommenheit, Abstumpfung, unachtsam, geschwätzig, unbeständig, ungeduldig, ohne Ausdauer:
  Plumbum met. praep. D12 WELEDA, Solunat Nr. 18 Splenetik, Phönix Plumbum spag.

Bleiüberschuss – der weltfremde, sture, kritiksüchtige Prinzipienreiter

Körpersymptome bei Bleiüberschuss

- vorzeitige Alterung, gesteigerter Abbau, Krämpfe, Sklerose, Hypertonie, Infarkt, Erblinden, Ertauben, Arthrose und Versteifung:
  Plumbum met. praep. D 30 WELEDA, Cuprum sulf. comp. WELEDA, Arnica/Betula comp. WELEDA, Scleron WELEDA, Arnica/Plumbum comp. A WALA, Arnica/Plumbum comp. B WALA, Aurum/Belladonna comp. WALA, Strophantus/Nicotina comp. WALA, Solunat Nr. 18 Splenetik, Phönix Plumbum spag.
- Magersucht, Magenulcus, trockene Schleimhäute und Frigidität, Impotenz, Menstruationsstörungen:
  Plumbum met. praep. D 30 WELEDA, Cuprum sulf. comp. WELEDA, Solunat Nr. 18 Splenetik, Phönix Plumbum spag.

Psychische Symptome bei Bleiüberschuss

- Depression, Schwindel, gestörte Orientierung, starres Denken, Kritiksucht, Verhaftung in der Vergangenheit, Egozentrik und Abkapselung, perverse Instinkte und Süchte, pedantische Sparsamkeit, Spleen[84]:
  Plumbum met. praep. D 30 WELEDA, Arnica/Betula comp. WELEDA, Scleron WELEDA, Arnica/Plumbum comp. A WALA, Arnica/Plumbum comp. B WALA, Aurum/Belladonna comp. WALA, Strophantus/Nicotina comp. WALA, Solunat Nr. 18 Splenetik, Phönix Plumbum spag.

84 „Spleen" kommt aus dem griechischen und bedeutet „Milz". Hier bedeutet es jedoch soviel wie „Exzentrik" oder „Festhalten an einer fixen Idee".

Aufbau einer Therapie

Ausleitung (Entgiftung)

Durch die heute überall anzutreffenden Stoffwechselgifte und durch eine unterdrückende medizinische Behandlung ist das Bindegewebe zur überlasteten Giftmülldeponie geworden.

Die Ausleitungstherapie wird immer dann eingesetzt, wenn begründeter Verdacht auf ein überlastetes Bindegewebe besteht. Aber es gibt auch sehr erfolgreiche Behandler, die jede Therapie mit einer Ausleitung beginnen.

Die Ausleitungstherapie hat folgende Grundidee:

- Gifte lösen
- Gifte nierengängig machen
- Gifte ausscheiden

Giftlösung kann mit Lymphmitteln und mit Enzymen erfolgen.

Nierengängig werden Stoffe, wenn sie in der Leber an Glucuronsäure gebunden werden. Daher muss bei einer Ausleitungsbehandlung immer die Leber angeregt werden.

Die *Giftausscheidung* erfolgt in der Regel über die Niere. Daher muss einerseits die Niere angeregt werden, andererseits muss aber auch ausreichend Flüssigkeit zur Verfügung stehen. Viel trinken ist mindestens genau so wichtig, wie die Einnahme von Nierenmitteln.

Die Soluna-Ausleitungstherapie ist auf das Lymphmittel Nr. 9 Lymphatik, das Lebermittel Nr. 8 Hepatik und das Nierenmittel Nr. 16 Renalin aufgebaut.

Folgende Dosierung wird empfohlen:

Einnahmezeit	Solunat	Dosierung
morgens	Nr. 9 Lymphatik	10–15 Tropfen
mittags	Nr. 16 Renalin	10–15 Tropfen
abends	Nr. 8 Hepatik	10–15 Tropfen

Wenn der Patient sehr geschwächt ist z. B. nach einer konsumierenden Krankheit (z. B. Tumor) oder nach einer Chemo- oder Strahlentherapie, dann sollte diese Therapie mit Gold und Silber ergänzt werden. Der Behandler muss also die Medikation und die Dosierung immer dem Patienten individuell anpassen.

Daraus ergibt sich dann folgender erweiterter Therapieplan:

Einnahmezeit	Solunat	Dosierung
morgens	Nr. 2 Aquavit	2– 5 Tropfen
vormittags	Nr. 9 Lymphatik	10–15 Tropfen
mittags	Nr. 16 Renalin	10–15 Tropfen
abends	Nr. 8 Hepatik	10–15 Tropfen
vor dem Schlafen	Nr. 4 Cerebretik	5–10 Tropfen

Die Tropfen werden auf ein Schnapsglas Wasser eingenommen. Ein Metalllöffel darf nicht verwendet werden, da die Metallionen des Löffels mit den Inhaltsstoffen der Solunate reagieren würden.

Die Ausleitungstherapie soll 4 bis 6 Wochen durchgeführt werden. Danach ist eine Pause von 2 bis 4 Wochen einzulegen. Die Ausleitungstherapie kann wiederholt werden, wenn dies erforderlich ist.

Zu beachten ist, dass während und nach der Ausleitungstherapie ausreichend getrunken wird, da sonst die gelösten Giftstoffe nicht ausgeschieden werden können. Sie würden lediglich an anderer Stelle wieder abgelagert werden. Als ausreichende tägliche Trinkmenge für einen Menschen von 70 bis 80 kg Körpergewicht sind ca. 2 Liter Wasser anzusehen. Suppe, Kaffee und Tees werden hierbei nicht berücksichtigt, da zur Verstoffwechselung dieser Nahrungsmittel wieder Wasser benötigt wird.[85]

Medikamentös kann die Entgiftung mit Nieren- und Lebertee aber auch mit Enzymen ergänzt werden. Enzyme sollten besonders in der Tumortherapie mit einbezogen werden.

Korrektur der Metallprozesse

Anwendung der Präparate

- Die niedrigen homöopathischen oder anthroposophischen Potenzen von D4/C4 bis D12/C12, und die Solunate sowie die spagyrischen Phönixpräparate werden 1 bis 2-mal täglich eingesetzt,
- die hohen Potenzen (D30/C30) gibt man in der Regel 1- bis 2-mal pro Woche.

Man gibt pro Gabe 3 bis 5 Globuli oder 3 bis 5 Tropfen des entsprechenden Stoffes.

[85] Als Faustregel gilt: Der Urin soll „wasserhell" sein.

Therapieempfehlungen

Wie wir bereits am Anfang festgestellt haben, ist ein Mensch gesund, wenn seine Metallprozesse harmonisch zusammenarbeiten. Das bedeutet, dass kein Metall im Mangel oder im Überschuss sein darf. Dies kann man natürlich nicht mit einer Laboruntersuchung feststellen, da es sich ja nicht um mess- und wägbare Stoffmengen sondern um biologische Unter- bzw. Überfunktionen handelt.

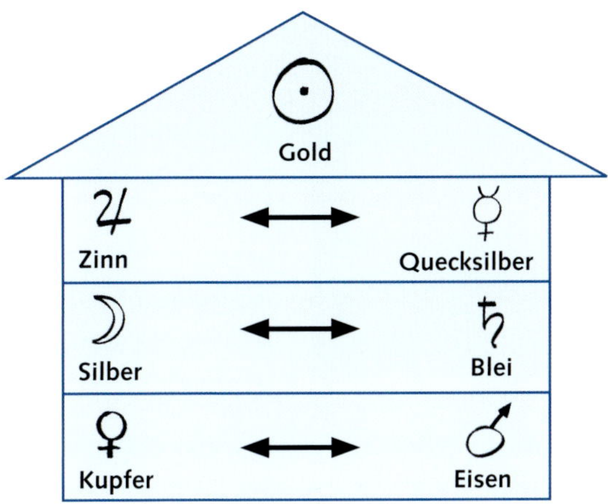

Hat sich eines dieser Metalle aus seinem Wirkungsoptimum entfernt, dann ist das Gleichgewicht gestört.

Es gibt nun 2 Möglichkeiten:

1. Man kann das zu schwache Metall stärken, indem man eine Tiefpotenz dieses Metalls zuführt.
2. Man kann bei einem zu starken Metall den Partner stärken, indem man das Partner-Metall in Hochpotenz zuführt.

Beispiel

Ein 68-jähriger Patient leidet unter Krämpfen und Bluthochdruck. Er wird zunehmend schwerhörig. Sein Bleiprozess wirkt hier wahrscheinlich zu stark, das Metall der Jugend (Silber) wirkt aktuell zu schwach. Also müssen wir Silber zuführen. Dies können wir, indem wir Solunat Nr. 4 Cerebretik oder Phönix Argentum spag. verabreichen.

Damit stellt sich nach einer gewissen Zeit das Gleichgewicht zwischen Silber und Blei wieder ein, was sich auf jeden Fall für den Patienten positiv auswirken wird. Ob wir allerdings dauerhaft Erfolg haben, hängt davon ab, wie deutlich die Lebenskraft des Patienten noch reagieren kann.

Akupunktur zur Behandlung psychischer Erkrankungen

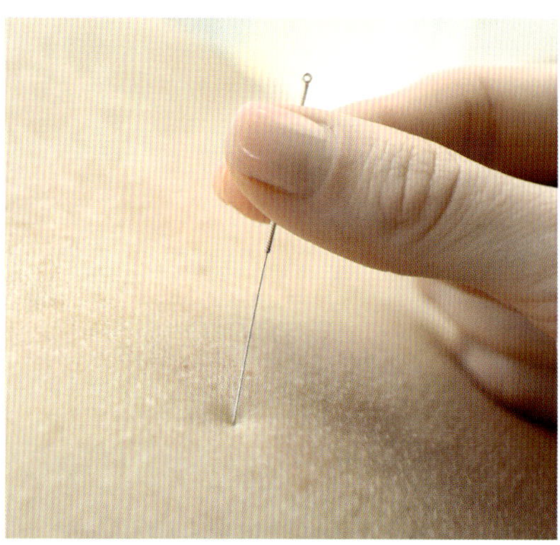

Die Traditionelle Chinesische Medizin (TCM) definiert Krankheit als Disharmonie, als energetisches Ungleichgewicht. Wenn sie die Gesundheit wiederherstellen will, richtet sich ihr Hauptaugenmerk auf die Ursachen des Ungleichgewichts.

Natürlich ist auch die Beseitigung der aktuell belastenden Symptome für den Patienten von großer Bedeutung, aber bei einer chronische Erkrankung gilt die Aufmerksamkeit immer mehr den Wurzeln (Ursachen) als wie den Zweigen (Auswirkungen) einer Krankheit.

Bevor man jedoch zur Wurzel vordringen kann, muss der kranke Mensch in der Regel für die Behandlung empfänglich gemacht werden. Im späteren Verlauf kann man dann bis zu den Wurzeln vordringen.

Die Linderung der akuten Symptomatik ist sowohl menschlich wie auch therapeutisch vorrangig, aber es ist nur der erste Schritt. Es geht schlussendlich immer um die inneren Ursachen, aus denen heraus sich die aktuelle Situation entwickelt hat.

Zwei Patienten, deren Krankheiten aus westlicher Sichtweise identisch sind, können zwei vollkommen verschiedene Krankheitsursachen aufweisen und somit auch zwei vollkommen unterschiedlich Behandlungen benötigen. Es existieren also ebenso viele Krankheiten wie Menschen.

Die TCM wertet ein Symptom als ein Signal für ein tiefer liegendes Problem. Die Gesamtheit der Symptome weist somit den Weg zur Therapie.

Fundamentale Ideen der TCM

Die geistigen Wurzeln der TCM finden hauptsächlich wir im Daoismus und im Konfuzianismus wieder.

Während im Daoismus die Naturbeobachtung und die Erklärung der Naturvorgänge überwiegt ist der Konfuzianismus ein Ordnungssystem. Es war das fundamentale Anliegen des Konfuzius, ein System der Sittlichkeit und Ordnung zu schaffen, das die natürliche Familie und auch den Staat als die größere Familie bestimmte und regelte.

Alle Modelle und Erklärungsversuche, die Yin, Yang, Qi, Blut usw. zur Beschreibung der Vorgänge im menschlichen Körper benutzen, stammen meistens aus dem Daoismus. Alle Bezeichnungen, welche mit Kaiser, Minister, Beamten usw. zusammenhängen, hat wahrscheinlich der Konfuzianismus zum System beigesteuert.

Yin und Yang

Yin und Yang bedeuten ursprünglich die Schatten- und die Sonnenseite des gleichen Hügels. Im erweiterten Sinn kann man Yang mit dem Himmel (Sonne) und Yin mit der Erde (Mond) gleichsetzen.

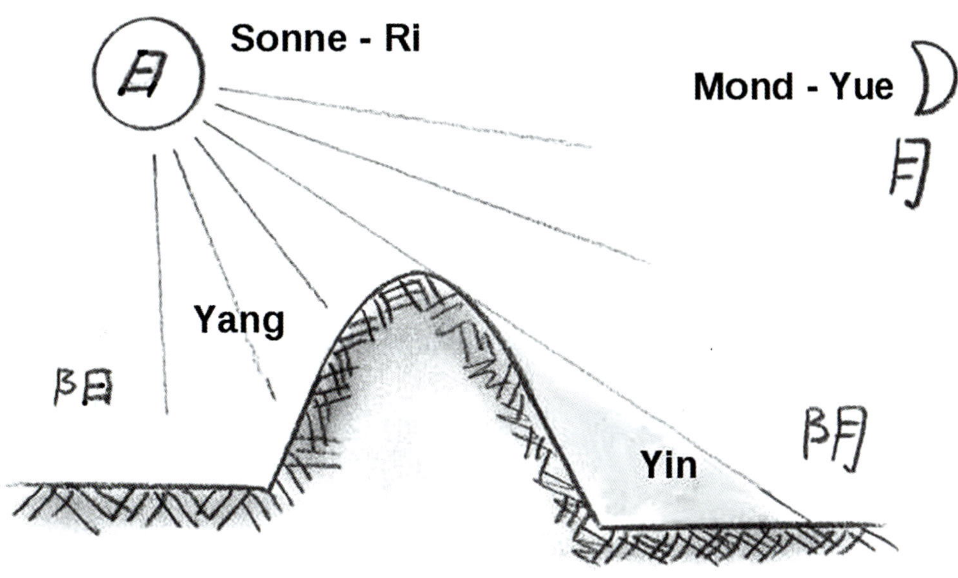

Der Mensch (Ren) steht zwischen Himmel und Erde. Während auf seinen Kopf die Sonne ihre Wärme (Yang) strahlt nimmt er mit seinen Füßen die Kühle des Erdbodens (Yin) in sich auf.

Die Spannung zwischen Oben und Unten, zwischen Sonne und Erde nennt man Qi[86].

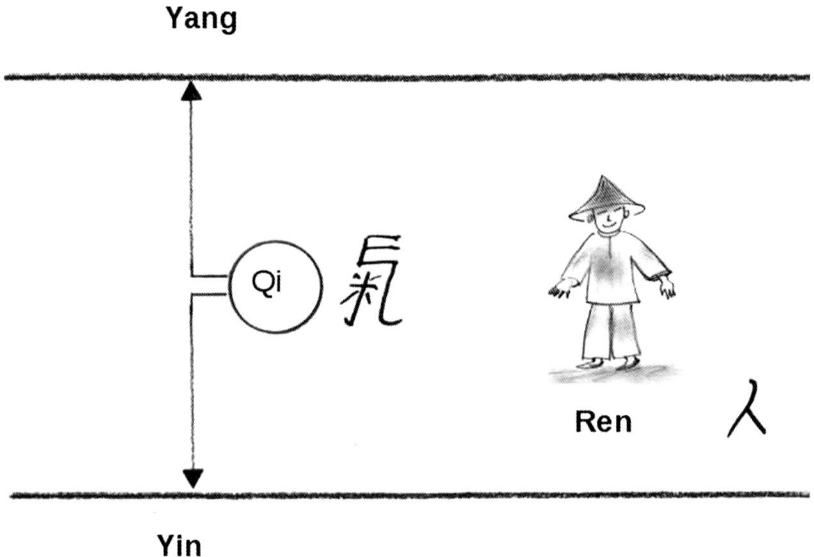

[86] Qi … Aussprache „dschi"

Das Qi

Das Qi ist die universelle Kraft, ohne die jede Schöpfung nur eine Ansammlung von toter Materie ist. Das Qi formt den Embryo im Mutterleib und ermöglicht alle diese Dinge, die wir „Leben" nennen.

Das Qi kann man in 5 Aspekte einteilen, in denen es auf den Menschen und im Menschen wirkt.

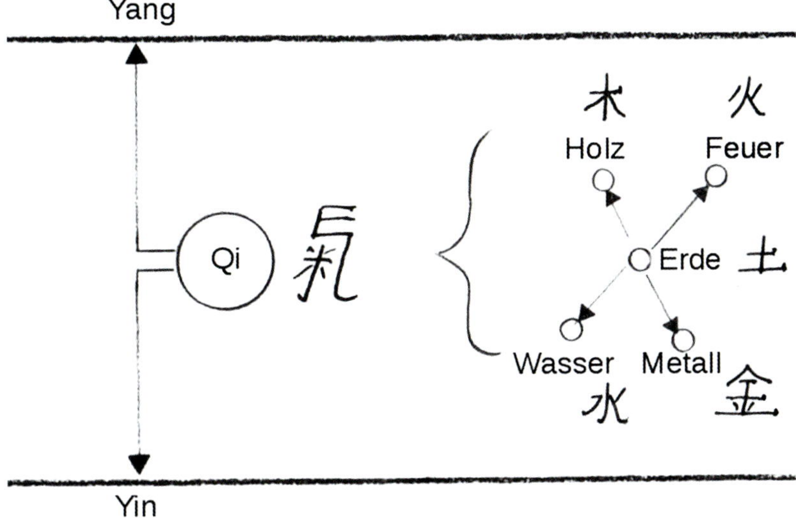

Das Qi ist universell und alle Erscheinungen im Universum gründen sich auf das Qi. Ohne Qi könnten die Sterne nicht strahlen, die Jahreszeiten werden vom Qi verursacht und sowohl Gesundheit als auch Krankheit wird vom Qi verursacht.

Somit ist Krankheit nur eine Variation von Gesundheit und nicht ein vollständig von ihr getrennter Zustand.

Die Chinesen sagen:

Konzentriert sich das Qi, dann wird es Materie genannt, verteilt es sich, dann wird es Raum genannt. Wenn sich das Qi sammelt, spricht man vom Leben, wenn es sich zerstreut, spricht man vom Tod. Fließt das Qi in einem lebendigen Organismus, spricht man von Gesundheit, ist das Qi blockiert, dann kommt es zu Krankheit.

Die 5 Wandlungsphasen (wu-xing)

Die 5 Wandlungsphasen sind also 5 Aspekte des Qi. Wir werden nun jeden der 5 Qi-Aspekte aus der Sicht seiner emotionalen Bedeutung betrachten und uns dann der Therapie zuwenden.

Bei psychischen Zuständen ist zu beachten, dass immer eine Umkehrbarkeit der Ätiologie besteht. Blut, Qi, Körperflüssigkeiten und alle Organe können sowohl emotionale Störungen hervorrufen als auch durch Emotionen gestört werden.

- Leberdisharmonie kann Zorn hervorrufen und Zorn schädigt die Leber.
- Herz- oder Pericarddisharmonie kann zu Angst oder übermäßiger Freude (Manie) führen.
- Milzdisharmonie kann das klare Denken (Grübeln) beeinflussen.
- Lungendysfunktion kann Traurigkeit erzeugen.
- Nierenschwäche begünstigt Angst.

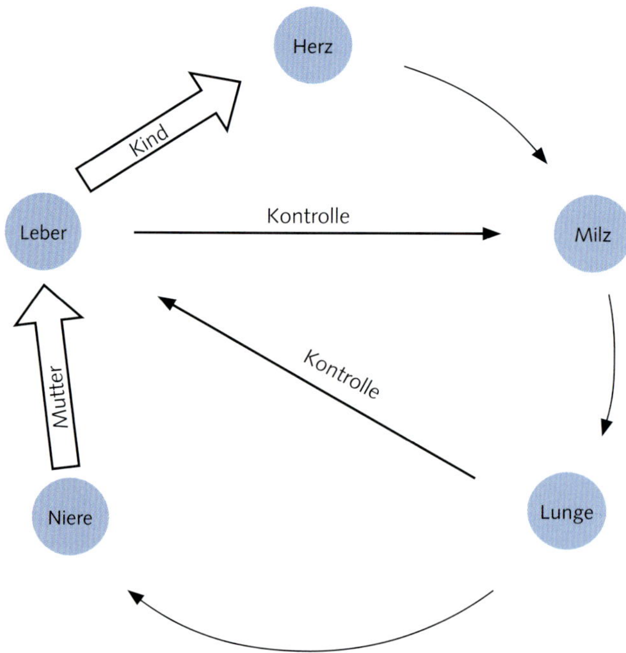

Die Wandlungsphase Holz (mu)

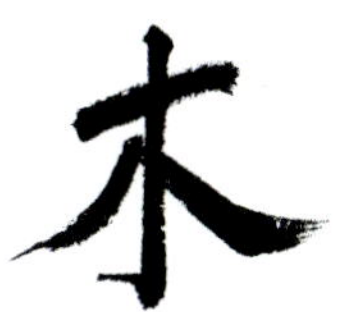

Die Organe Leber und Gallenblase

Die Leber ist konstitutionell unser stärkstes System. Sie ist als blutreichstes Organ am ehesten in der Lage, sich selbst zu regenerieren.

Die Leber speichert das Blut. Sie versorgt den ganzen Organismus mit Blut und ist für das „Fließen und Ausbreiten" verantwortlich. Beachten wir hierbei, dass Blut lediglich eine dichtere Form von Qi ist. Blut und Qi hängen auf das engste zusammen.

Das Qi regiert das Blut, das Blut nährt das Qi!

Die Leber ernährt die Sehnen und Bänder. Das Leber-Yang kontrolliert auch das Nervensystem.

Was geschieht nun, wenn aufgestaute Emotionen durch Muskelarbeit nicht abgebaut werden können? Zunächst löst dies eine Hyperaktivität des Nervensystems aus. Die Leber stellt hierfür alle ihre Vorräte bereit. Die Energiemenge, die sich in Form von Wut, Zorn und Frustration im Menschen aufstaut, kann die Leber jedoch nicht mehr verarbeiten.

Da die Leber mit dem freien Fluss von Qi in Verbindung gebracht wird, ziehen diese schädlichen psychischen Energien viele Körperbereiche in Mitleidenschaft. Ein Hemmung des Qi-Flusses führt so zum Energiestau und zu Schmerzen in vielen Körperbereichen, z. B. zu wandernden Gelenkschmerzen oder zu einer Gesichtslähmung.

Eine Stagnation in der Leber führt zu einer **Reduktion des Galleflusses**. Aus dieser Sicht ist eine Anorexie, wenn man sich geärgert hat, eine wichtige Maßnahme des Körpers, um eine Überbeanspruchung des Systems zu vermeiden.

Allgemein haben die Yang-Organe Fu die Aufgabe, die mit ihnen in Verbindung stehenden Yin-Organe Zang vor toxischen Abfallprodukten und schädlichen Energien zu schützen und sie bei Bedarf davon zu befreien. Bevor die Leber erkrankt reagiert also meistens die Gallenblase.

Aus chinesisch-philosophischer Sicht ist die Gallenblase ein Entscheidungsorgan. Die Leber plant und die Gallenblase entscheidet.

Die Leber wird durch Zorn angegriffen. Ein Zornausbruch beschleunigt den Blutkreislauf und dies führt zur „Leberfülle". Leberfülle bedeutet somit, dass sich die schädliche Emotion „Zorn" in der Leber staut.

Die Wandlungsphase Wasser (shui)

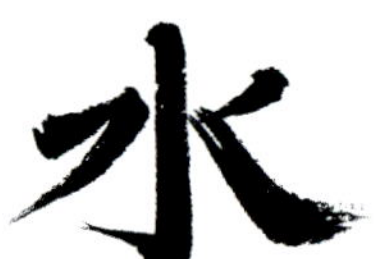

Die Organe Niere und Blase

Die Niere ist die Mutter der Leber, das heißt die Energie der Niere (Nieren-Qi) kann die Energie der Leber (Leber-Qi) unterstützen.

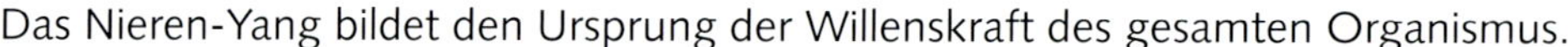

Das Nieren-Yang bildet den Ursprung der Willenskraft des gesamten Organismus.

Das Organsystem Niere wird auf psychischer Ebene durch Angst angegriffen.

Ist das Nieren-Yang von Anfang an schwach, dann ist die Person, die ihren Zorn (Leber) unterdrückt, durch fehlende Willenskraft nicht in der Lage, diesen Zorn oder ein anderes Gefühl ohne Schaden zu kontrollieren bzw. ihm angemessen Ausdruck zu verleihen.

Angst kann durch Willensstärke kompensiert werden, was jedoch auch zur Erschöpfung und letztendlich zu einer gewissen Form von Depression führen kann. Aber Zornausbrüche (Leber) stellen auch eine Möglichkeit dar, Angst (Niere) zu bewältigen.

Angst und Traurigkeit beeinflussen die Niere. Plötzliche Angst schädigt jedoch eher den Dünndarm (Fu-Organ des Herzens) während chronische Angst den Taiyang (Dünndarm und Blase) angreift und über die Blase zur Niere weitergeleitet wird.

Meistens fließen keine Tränen, aber der Patient stöhnt und redet nur ganz leise oder schwach.

Die Wandlungsphase Feuer (huo)

火

Die Organe Herz, Dünndarm, Pericard und Dreifacher Erwärmer

Das Feuer ist das Kind der Leber. Das Leber-Qi stützt und nährt die Organe Herz, Pericard, Dünndarm und Dreifacher Erwärmer. Das psychisch wichtigste Organsystem der Wandlungsphase Feuer ist das Herz.

Ist das Herz stark, dann kann es übermäßigen Zorn und andere aufgestaute Gefühle aus der Leber ableiten und neutralisieren – Feuer verbrennt Holz!

Solange die Herzenergie stark genug ist, kann man sich seinen Ärger „wegreden" – das Herz kontrolliert die Zunge.

Wenn die Herzenergie langsam schwächer wird oder die unterdrückten Gefühle überwältigende Dimensionen annehmen, dann kann „Leber-Hitze" aufsteigen. Zuerst kommt es zu Angst und in Folge davon zu einem manischen Erregungszustand, dem Erschöpfung und Depression folgen.

Wird das Herz von der Leber nicht mehr richtig ernährt, dann kommt es zu funktionellem Herz-Mangel, zu einer Dämpfung der Freude. Dies nennen wir Trauer. Es ist bekannt, dass Traurigkeit und depressiven Zuständen oft verdrängter Zorn vorausgeht.

Je nachdem welcher Aspekt der Phase Feuer verwundbar ist – Herz, Herzbeutel, Dreifacher Erwärmer oder Dünndarm – können die unterschiedlichsten emotionalen und körperliche Störungen auftreten.

Ist der **Dünndarm** betroffen, dann kann Schlaflosigkeit, Reizbarkeit oder Verwirrtheit auftreten.

Ist der **Dreifache Erwärmer** angegriffen, dann gerät der Gedankenfluss ins Stocken und wird unausgewogen. Der Mensch zieht sich aus dem sozialen Leben zurück.

Das Herz ist sehr empfindlich gegen Schocksituationen. Angst oder plötzliche Freude (z. B. ein Lottogewinn) haben schon Menschen getötet.

Plötzliche Traurigkeit führt zur Verlangsamung (Stagnation) der Kreislauffunktion, Freude und Zorn rufen einen Füllezustand hervor und Erschrecken führt zur Leere. Diese Leere kann einen psychogenen Schock (Volumenmangelschock) erzeugen, der möglicherweise nicht mehr kompensiert werden kann.

Durch Sorge und durch Schuldgefühle bedingte Angst beeinflusst den Herz-Puls. Der Leber- und der Herz-Puls sind dann oberflächlich. Dies kann bei einem Menschen zutreffen, der nach einer schweren Verfehlung Angst hat, entdeckt zu werden.

Die Wandlungsphase Metall (jin)

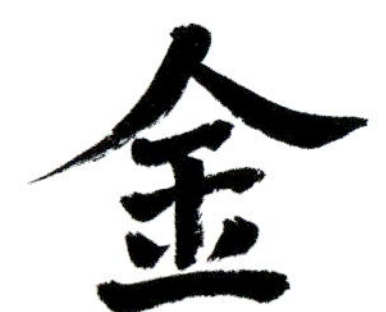

Die Organe Lunge und Dickdarm

Die Wandlungsphase Holz wird vom Metall (jin[87]) kontrolliert.

Ist die Lunge stark genug, dann wird sie versuchen, die erstickten Gefühle, mit denen die Leber innerhalb ihres eigenen Systems nicht fertig wird, unter Kontrolle zu bekommen. Die gelingt meistens mit zwanghaften Mechanismen (Waschzwang etc.) und einer Stagnation des Dickdarms mit Verstopfung, Hämorrhoiden oder Divertikulose.

Bei einer Schwäche der Lunge jedoch tritt Trennungsangst, Agoraphobie, Atmungsprobleme (Asthma) oder eine Mangelsymptomatik des Dickdarms (Kolitis) auf.

Zur frühen Symptomatik einer Leber-Qi-Stagnation zählen Schmerzen unterhalb des Rippenbogens, die in den Thorax ausstrahlen und dann am stärksten sind, wenn der Patient sich hinlegt, da dann das schädliche Qi den Brustbereich angreifen kann. Zusätzlich hat der Patient Atemprobleme, ein Beklemmungsgefühl im Brustkorb, Stöhnen und ggf. ein Fremdkörpergefühl im Hals. Bluthusten und Nasenbluten sind möglich. Kummer beeinflusst die Lunge und hemmt Qi und Blut im oberen Jiao[88]. Dabei muss man sagen, dass plötzlicher tiefer Kummer in der Regel das schwächste Organ schädigt. Auf jeden Fall wird immer das Herz in Mitleidenschaft gezogen.

Allgemein resultiert aus Kummer eine Stagnation des Qi.

[87] Jin ... Aussprache „dschin“

[88] Jiao ... Aussprache „dschiao“ (3 Erwärmer)

Die Wandlungsphase Erde (tu)

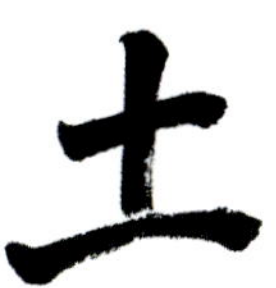

Die Organe Milz und Magen

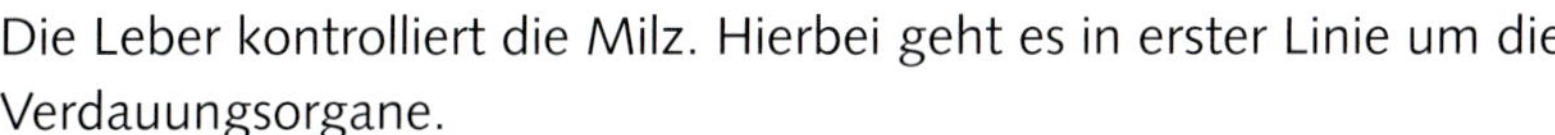

Die Leber kontrolliert die Milz. Hierbei geht es in erster Linie um die Verdauungsorgane.

Manche in der Leber nicht mehr kontrollierbaren Emotionen können von der Milz absorbiert werden z. B. in Form von übermäßigen Grübeln und Sorgen, welches nach einer gewissen Zeit zu Verdauungsproblemen führen kann.

Die Erde kann jedoch von erstickten Gefühlen überwältigt werden. Die Kompensation kann in diesem Fall eine Zwangsneurose hervorrufen, die sich bis zur Schizophrenie mit schweren Denkstörungen steigern kann.

Im Normalfall hilft das Leber-Qi dem Milz-Qi aufzusteigen und dem Magen-Qi abzusteigen. Ist das Leber-Qi geschwächt, dann treten Verdauungsprobleme auf, die mit der Stagnation des Leber-Qi zu tun haben wie z. B. Anorexie, Rülpsen, saures Aufstoßen (Reflux), Schmerzen unterhalb des Rippenbogens und Schluckauf.

Da es auch die Aufgabe der Milz ist, die Organsysteme auf ihrem Platz zu halten, kann es zu einer Magensenkung kommen.

Nachdenken schädigt die Milz, besonders ständiges, endloses Grübeln beim Essen.

Angst und Depression aus Sicht der TCM

Angst und Depression sind zwei relativ häufige psychiatrische Zustände. Hierbei kann man in der Praxis gute Erfolge erreichen, ohne die Klinik bemühen zu müssen.

Im Gegensatz zu Furcht[89] ist Angst ein unbestimmtes Gefühl der Bedrohung, ein Gefühl der Unsicherheit. Der Mensch kann nicht sagen, wodurch er sich konkret bedroht fühlt.

Angst kann mit Kampf oder mit Flucht beantwortet werden. Kampf ist eine Reaktion des sympathischen, Flucht eine Reaktion des parasympathischen Nervensystems.

Angst ist nicht nur ein Signal, das uns zeigt, dass etwas nicht in Ordnung ist, es ist auch ein Zeichen dafür, dass der Organismus noch zu einer Reaktion fähig ist. Angst ist also ein Lebenszeichen.

Depression dagegen ist ein Hinweis, dass der Kampf wahrscheinlich vorbei ist und der Organismus nicht mehr in der Lage ist, einen Konflikt auszufechten, der notwendig wäre, um zu neuen Horizonten aufzubrechen und diese zu erobern.

Viele Neurosen sind mit Angst und Panik verbunden. Damit gilt sinngemäß das hier dargelegte auch für diese Krankheitsbilder.

---

[89] Beispiel: Furcht vor Spinnen, Angst im Dunkeln

Angst und ihre Ursachen

Die klassische TCM kennt fünf Ursachen von Angst, die unterschiedlich behandelt werden.

1. Schwache Konstitution und plötzliches Erschrecken

Symptome	Herzklopfen, Unruhe, ein von Träumen gestörter Schlaf, Anorexie, der Puls ist fein und schwach, die Zunge ist unauffällig
betroffenes Organ	Herz
Therapieziel	Das Herz und damit den Geist shen beruhigen, da das Herz den Geist kontrolliert.
Punkte	B 15 Xinshu, stärkt das Herz KG 14 Juque, reguliert das Herz, beruhigt den Geist H 7 Shenmen, reguliert und tonisiert das Herz, beruhigt den Geist PC 6 Neiguan, reguliert das Qi und das Herz, beruhigt den Geist PC 7 Daling, klärt Hitze aus dem Herzen, beruhigt den Geist

2. Mangel an Herzblut durch Blutverlust oder chronische Krankheit

Symptome	Verschlechterung des Gedächtnisses und der Konzentration, Herzklopfen, Blässe, Benommenheit, Schwindel, unscharfes Sehen
betroffenes Organ	Herz, vor allem das Blut, weniger das Qi
Therapieziel	1. Blut aufbauen, indem man die Milz stärkt (Blut kommt aus der Nahrung!) 2. das Blut bewegen 3. das Herz stärken
Punkte	B 20 Pishu, tonisiert die Milz B 21 Weishu, reguliert den Magen, senkt rebellierendes Qi ab Ma 36 Zusanli, harmonisiert den Magen, stärkt die Milz und das Qi B 17 Geshu, nährt das Blut, senkt rebellierendes Qi ab

3. Yinmangel ruft einen Überschuss an Feuer hervor

Symptome	Herzklopfen, Reizbarkeit, Schlaflosigkeit, Benommenheit und Tinnitus
betroffenes Organ	Yinxu-Zustand (Wassermangel) von Herz und Niere, oft mit einem Blutmangel verbunden.
Therapieziel	1. die Niere stärken 2. Hitze vom Herzen ableiten 3. den Geist shen beruhigen
Punkte	B 14 Jueyinshu, reguliert Leber-Qi, das Herz und allgemein das Qi B 23 Shenshu, tonisiert die Niere, stärkt das Yang, unterstützt die Essenz Ni 3 Taixi, stärkt die Niere und das Nieren-Qi H 7 Shenmen, beruhigt den Geist, tonisiert das Herz PC 6 Neiguan, reguliert das Qi und das Herz, beruhigt den Geist PC 7 Daling, klärt Hitze aus dem Herzen, beruhigt den Geist

4. Milz- und Nierenmangel hält Flüssigkeiten im Inneren zurück

Symptome	Herzklopfen, Völlegefühl im Thorax und Oberbauch, Mattigkeit und Husten mit Schleimauswurf, der Patient hat Durst, will aber nicht trinken, der Puls ist stark und schlüpfrig die Zunge ist mit einem klebrigen weißen Belag belegt
betroffenes Organ	Milz und Niere
Therapieziel	Milz- und Niere stärken, das Yang erwärmen und die Wasserretention[88] beseitigen
Punkte	B 20 Pishu, stärkt die Milz Ma 36 Zusanli, stärkt den Magen KG 6 Qihai, stärkt das Qi KG 17 Shanzhong, wärmt das Qi des Thorax B 22 Sanjiaoshu, reguliert das Wasser des San Jiao[89]

90 Wasser - retention = Wasser – Zurückhaltung (lateinisch retinere … zurückhalten)

91 San Jiao … 3 Erwärmer

5. Inneres Schleim-Feuer

Symptome	Herzklopfen, Reizbarkeit, Jähzorn, Zwangsvorstellungen, übermäßiges Träumen Auch Schizophrenie und Epilepsie werden mit diesem Zustand in Verbindung gebracht.
betroffenes Organ	Milzmangel, das Feuer geht auf einen Energiestau in Leber und Gallenblase zurück *Ursache:* verdrängte Emotionen oder Alkohol, Drogen, Kaffee oder eine längere erschöpfende Krankheit
Therapieziel	Schleim und Hitze beseitigen
Punkte	Ma 40 Fenglong und KG 22 Tiantu beseitigen Schleim Ga 34 Yanglingquan und Le 2 Xingjian beseitigen Hitze B 13 Feishu und Lu 5 Chize beseitigen Schleim und Hitze in der Lunge Folgende Punkte beseitigen Hitze und Schleim aus dem Herzen: B 14 Jueyinshu, H 8 Shaofu, PC 8 Laogong, PC 4 Ximen, Dü 3 Houxi

Depression

Ursachen

Angst ist ein Mechanismus, der dem Betroffenen signalisiert, dass er eine unmittelbare sichere Lösung finden muss, um zu überleben. Ist diese Lösung gefunden, dann ist sein Zustand relativer innerer Harmonie wieder hergestellt. Es ist jedoch nicht immer möglich, den inneren Konflikt auf konstruktive Weise zu lösen. Eine letzte Lösungsmöglichkeit ist der Rückzug in die Passivität. Diesen Rückzug nennen wir „Depression".

Da das Leben expansiv und auf Wachstum ausgerichtet ist, ist Rückzug lebensfeindlich. Depressionen sind daher zur Kurzlebigkeit verurteilt, da ein länger andauernder Rückzug den Vorwärtstrend des Lebens nicht dauerhaft erfolgreich bremsen kann. Diese Spannung ruft in dem Patienten einen inneren Kampf hervor, der letztendlich zum Suizid führen kann, also zum endgültigen und totalen Rückzug aus diesem Leben.

Eine Depression kann an jedem Punkt des Lebens auftreten, an dem es zu einem massiven Energieverlust kommt z. B. nach einer längeren Krankheit oder nach einer Operation.

Am deutlichsten wird dies bei der Depression erkennbar, die viele Frauen nach einer Geburt erleiden. Da es bei einer Geburt zu einem bedeutenden Verlust von Blut, Körperflüssigkeiten und von Energie kommt, kann eine Frau ohne die notwendige Ruhepause dieses Energiedefizit nur schwer wieder auffüllen. Dies kann zu einer Wochenbettdepression führen, deren Tiefe und Dauer von der Leistungsfähigkeit von Herz, Leber und Niere abhängt. Das Herz kontrolliert das Blut und das Kreislaufsystem, die Niere speichert die für die Blutbildung erforderliche Essenz und die Leber speichert und verteilt das Blut, wodurch sie ihre Energie allen Organsystemen zur Verfügung stellt.

Der Verlust von Blut beeinträchtigt das Herz. Das Herz kontrolliert den Geist shen und somit die Lebensfreude. Wenn die Möglichkeit fehlt, Freude zu empfinden, dann kann dies zu einer langdauernden Depression führen.

Therapieoptionen

Da es sich bei einer Depression um einen Schwächezustand handelt, muss die Therapie in der Behandlung der Schwäche bestehen.

Schwäche kann mit **Kraftsuppen** (Hühnersuppe) und mit **Moxa** (Nabelmoxa, Moxakiste) aufgefüllt werden.

Bei den nachfolgend angegebenen Akupunkturpunkten ist eine Auswahl nach der Hauptsymptomatik des jeweiligen Schwächezustands zu treffen.

Herzschwäche

Der Mensch ist blass und hat einen stumpfen Teint. Die Augen blicken furchtsam umher, der Mensch wirkt ängstlich. Er kann nicht durchschlafen. Er möchte es allen recht machen. Dieser Zustand tritt häufig nach großem Blut- oder Säfteverlust z. B. nach einer Geburt auf.

- H 5 Tongli und PC 6 Neiguan tonisieren das Herz-Qi
- B15 Xinshu tonisiert das Herz-Qi vor allem bei Moxa-Anwendung
- KG 17 Shanzhong tonisiert den oberen Erwärmer, also Lunge und Herz
- KG 6 Qihai tonisiert das Qi im allgemeinen

Nierenschwäche

Angst, Schuldgefühle und Schock möglicherweise verbunden mit Überarbeitung oder mit übermäßiger sexueller Aktivität kann zu diesem Zustand führen. Besonders Schuldgefühle nagen an der Niere und schwächen die Willenskraft. Der Patient ist ängstlich-gespannt, unruhig und wirft sich im Schlaf umher. Diese Patienten sind meist dürr, müde und deprimiert und sie haben wenig Willenskraft.

Das Ziel ist die Niere zu stärken, das Yin zu nähren und den Geist zu beruhigen.

- Ni 9 Zhubin beruhigt den Geist und stärkt die Niere
- Ni 3 Taixi und Ni 6 Zhaohai nähren das Nieren-Yin
- KG 4 Guanyuan stärkt das Nieren-Yin und beruhigt den Geist
- B 23 Shenshu stärkt die Niere
- B 52 Zhishi stärkt die Willenskraft
- PC 7 Daling und KG 15 Jiuwei beruhigen den Geist

Leberschwäche

Zorn, Frustration, Groll und Hass verbunden mit Überarbeitung oder mit übermäßiger sexueller Aktivität über längere Zeit kann eine Leberschwäche auslösen. Der Patient fühlt sich deprimiert. Er sieht keinen Sinn und keine erstrebenswerten Ziele mehr im Leben. Unruhe oder unruhige Träume unterbrechen den Schlaf, da die Wanderseele Hun keinen festen Platz mehr hat.

Therapieziel ist es, das Leber-Yin zu nähren, den Geist zu beruhigen und die Wanderseele Hun zu besänftigen.

- Le 8 Ququan nährt das Leber-Yin.
- MP 6 Sanyinjiao nährt das Yin und stärkt Leber, Milz und Niere.
- Ni 3 Taixi und KG 4 Guanyuan nähren das Yin der Niere. Da die Niere die Mutter der Leber ist, nährt man damit auch indirekt das Leber-Yin.
- KG 4 Guanyuan beruhigt zusätzlich den Geist.
- LG 24 Shenting (Tianting) und Ga 13 Benshen beruhigen den Geist, vor allem bei Leberdisharmonien.
- LG 18 Qiangjian beruhigt den Geist und die Wanderseele Hun. Der Punkt ist bei psychischer Unruhe, Erregung und manischem Verhalten angezeigt.
- B 18 Ganshu und B 47 Hunmen verwurzeln die Wanderseele Hun.

Rezept für Hühnersuppe

In der TCM sind Suppen ein erprobtes Mittel, um schnell wieder zu Kräften zu kommen. Das nachstehende Rezept ist die einfachste Form der chinesischen Hühnersuppe.

Wasser mit Suppengemüse (Karotten, Petersilie Kraut und Wurzeln, Sellerie usw.) zusetzen und darin ein Suppenhuhn so lange köcheln, bis das Fleisch von den Knochen fällt.

Etwas geriebenen Ingwer zufügen.
Knochen und Gemüsereste abseien und Suppe auf kleine Gefäße (Babynahrung-Gläser) verteilen und im Kühlschrank lagern.

Die Suppe vor dem Essen leicht salzen und anwärmen, etwas gekochten Reis oder Fadennudeln und 1 Eigelb zufügen.
2 mal täglich 1 Portion essen.

Suchttherapie

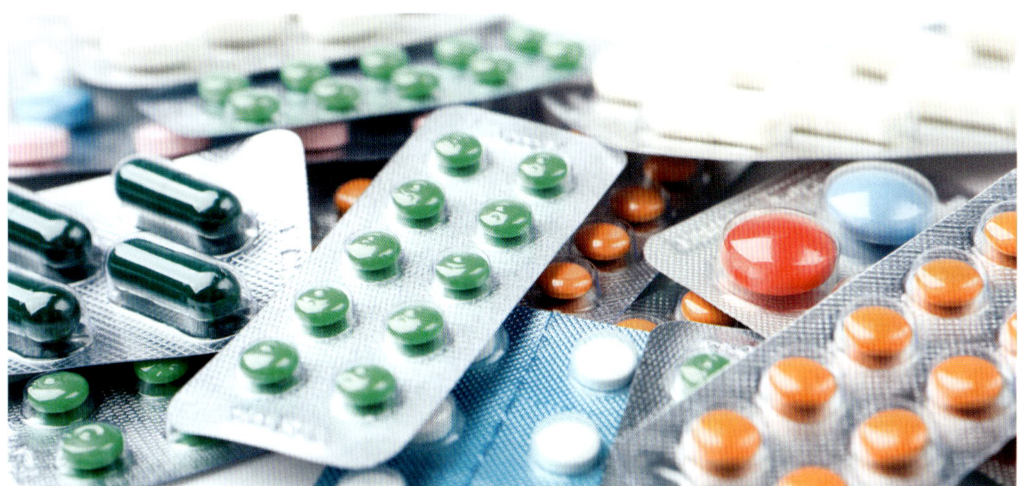

Medikamentenabhängigkeit

Die Behandlung einer Medikamentenabhängigkeit muss mit sehr viel Umsicht und Vorsicht erfolgen, um dem Patienten keinen Schaden zuzufügen. Falls dies möglich ist, sollte die Zusammenarbeit mit einem Psychiater angestrebt werden.

Folgende Schritte sind erforderlich:

- Anamnese und klinische Untersuchung
- Laboruntersuchung (wenn möglich)
- Ermitteln und auflisten aller aktuellen Medikamente
- exakte Planung der Therapie
- regelmäßige Kontrolle und Dokumentation des Therapieverlaufs

Das folgende Beispiel (Behandlungsbeginn im Januar 2011) soll das Vorgehen erläutern.

Anamnese

Patientin Frau A. K., geb. 9.3.1967, ledig

Aktuelle Probleme

- große **Unsicherheit**
  ... glaubt, dass beim Busfahren die anderen Fahrgäste über sie reden
- **Angst**
  ... wenn es ihr besser geht, dann hat sie Angst davor, dass die Angst wieder zurückkommt
- **innere Unruhe**
  ... läuft in der Wohnung umher, ist sehr nervös und schreckhaft
- **Mimik**
  ... ist erstarrt (Maskengesicht) seit **Haldol**, bekommt dagegen **Akineton (Biperidin)**

Befunde

Größe: 164 cm
Gewicht: 77 kg
Rauchen: ca. 10 Zigaretten täglich
Stimme: ängstlich, Sprechweise abgehackt, stockend, nicht flüssig
Haut: glänzend, fettig, schwitzt leicht (besonders im Gesicht)

Menses: unregelmäßig, alle 2 bis 3 Monate, ist jetzt schon über ½ Jahr ganz ausgeblieben
Blutdruck und Pulse: im Normalbereich

Aktuelle ärztliche Medikation

Diabetes mellitus Typ 2	
Insulin Actaphane	18-0-0-8 Einheiten
Insulin Glucophage	8-0-0-0 Einheiten
Metformin 1000	1-0-0-0[90] Tabl.

Schilddrüsenunterfunktion	
L-Thyroxin 50 µg	1-0-0-0 Tabl.

[92] Die Abkürzung 1-0-0-0 bedeutet morgens 1 Tablette – mittags 0 – nachmittags 0 – abends 0 Tabletten

Psychopharmaka		
Leponex	0-0-0-125 mg	Einnahme seit ca. 20 Jahren wegen Schizophrenie
Haldol	5-5-5-0 mg	Psychosen, Schizophrenie
Fluvoxamin AL	100-0-0-0 mg	Majordepression
Lozapin	0-0-0-125 mg	Neuroleptikum, Schizophrenie
Biperiden (Akineton)	4-0-0-0 mg	Spastik, Mb. Parkinson
Tavor (Benzodiazepin)	5-0-0-0 mg	seit Juli 2010 abgesetzt, Einnahme seit 2000, also ca. 10 Jahre

Lebensgeschichte
seit 2000 Diabetes II, insulinpflichtig
Nov.2010: Nüchternglucose 140 bis 160 mg%, Hba1c = 6,5 %

Nach Angaben der Mutter bereits mehrere ernste Hypoglycämien

Realschulabschluss, von Mitschülern ausgelacht, weil sie so hässlich sei
Sie trug damals eine **Zahnspange**

Angstzustände – trank vor dem Schulbesuch **Alkohol** (... hat sich Mut angetrunken)

mehrere **Selbstmordversuche**
(hat in die Steckdose gefasst, trank Bittermandelöl), die Eltern haben dies nicht bemerkt, da die Mutter halbtags arbeitete

erhält mit 18 **Leponex** vom Hausarzt (Leponex = Clozapin, Antipsychoticum)

mit 20 wieder **Selbstmordversuch** mit Tabletten (Überdosis Leponex),
vom Hausarzt bewusstlos in die Psychiatrie eingewiesen

aktuell Angst- und Panikzustände,

traut sich oft nicht aus der Wohnung, wenn sie in die Tagesklinik fahren soll

sie hat Angst vor Menschen z. B. im Bus (Aufzugfahren ist jedoch kein Problem)

Homöopathie

23.3. + 13.4. + 4.5. + 27.5.11	Calcium carb. C200, jeweils 1 Gabe
19.10.11	Acid. phosphoricum C30, 1-mal
17.11. + 28.11. + 5.12. + 12.12.11	Phosphorus C30, jeweils 1 Gabe
15.12. + 19.12. + 22.12.11	Atox. C1000[91], Patientin hatte große Angst vor den Feiertagen, daher mehrere Globuli für den Angst-Notfall mitgegeben.

Weitere orale Medikationen

13.4.11	Mygale comp. WELEDA
20.10.11	Solunat Nr. 4 Cerebretik + Nr. 17 Sanguisol
29.3.12	Geranium robert. ø Ceres + Avena sat. Ø Ceres
10.4.12	Geranium robert. ø Ceres

WALA-Organpräparate

Da Tavor (Benzodiazepin) das Gehirn schädigt und bei längerer Einnahme zur Demenz führen kann, hatte ich mich einschlossen, mit **WALA-Organpräparaten** das Gehirn wieder aufzubauen bzw. zum Aufbau anzuregen.

Folgende Organpräparate kamen zum Einsatz:

- Lobus frontalis, D5, D8
- Lobus parietalis, D5, D8
- Lobus temporalis, D5, D8
- Lobus occipitalis, D5, D8

Es wurden 2 identische Serien gespritzt:

- Serie 1 vom 25.10.2011 bis 22.12.2011
- Serie 2 vom 12.3.2012 bis 15.5.2012 (siehe nachstehende Tabelle)

Die Injektionen wurden subcutan als Quaddeln in die Nackengegend appliziert, da dort ableitende Lymphbahnen sehr zahlreich sind.

93 Atox C1000 ist eine Umschreibung für ein Plazebopräparat, also „Unarzneiliche Globuli".

Injektionsschema für die WALA-Injektionen

Nr.	Tag	Datum 2012	front. D5	pari. D5	temp. D5	occ. D5	front. D8	pari. D8	temp. D8	occ. D8
1	Montag	12.3.	1 Amp.	1	1	1				
2	Montag	19.3.	1	1	1	1				
3	Montag	26.3.	1	1	1	1				
4	Donnerstag	29.3.	1	1	1	1				
5	Montag	2.4.	2 Amp.	2	2	2				
6	Dienstag	10.4.	2	2	2	2				
7	Montag	16.4.	2	2	2	2				
8	Montag	23.4.					1 Amp.	1	1	1
9	Montag	30.4.					1	1	1	1
10	Donnerstag	3.5.					1	1	1	1
11	Montag	7.5.					1	1	1	1
12	Donnerstag	10.5.					2 Amp.	2	2	2
13	Montag	14.5.					2	2	2	2
14	Freitag	18.5.					2	2	2	2

Ergebnisse

Bereits im November 2011, also noch während der 1. Injektionsserie trat nach einer Pause von ca. 1 Jahr wieder eine normale Regelblutung auf. Die Periode ist seit dem mehr oder weniger regelmäßig wieder vorhanden.

Die Patientin fühlt sich sehr viel besser. Sie hat zwar noch Ängste, kann aber wieder am Leben ihrer Familie teilnehmen. Sie hat wieder Freude und kann wieder lachen. Das hat auch ihr Psychiater bemerkt und hat die Dosierung verschiedener Psychopharmaka reduziert, Haldol will er ganz absetzen.

Interessant (und beängstigend) ist jedoch, dass sie immer noch an Tavor hängt, obwohl sie es schon ca. 2 Jahre nicht mehr nimmt. So träumt sie z. B. nachts davon, dass sie wieder Tavor nimmt und sich dann sehr wohl fühlt.

Rauchen

Jede Suchtbehandlung führt nur dann zum Ziel, wenn der Patient wirklich aufhören will. Sie ist immer eine Kombination mehrerer Methoden. Die Behandlung eliminiert nicht die Sucht, sie mildert jedoch die Entzugssymptomatik und die Begierde nach dem Suchtstoff.

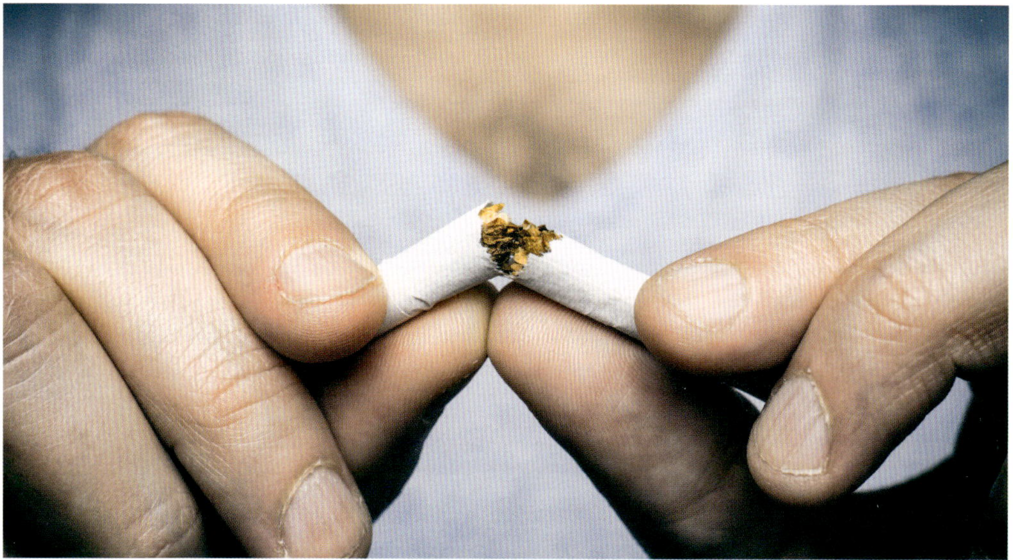

Die Entwöhnung vom Rauchen sollte in der 1. Sitzung angestrebt werden, da nach meiner Erfahrung eine langsame Entwöhnung zu viele Rückfälle bringt. Der Patient sollte vor der Behandlung mindestens 6 Stunden (besser 24 Stunden!) nicht geraucht haben.

Die Behandlung erfolgt in der Regel am liegenden Patienten.

Körperakupunktur

KG 24 Chengjiang	trockener Mund, psychische Funktionen (Sun-Si-miao-Geistpunkt)
Di 20 Yingxiang	Sensibilisierung gegen Tabakgeruch
Ma 36 Zusanli	Aktiviert den Stoffwechsel und damit die Giftausscheidung

Medikamente

1. **Amp. Robinia comp**. (WALA) + **Vitamin B1-Injektopas**
   i.m.-injizieren

2. **Gelomyrtol forte oder Vitamin B1** (Thiaminnitrat)
   3 mal täglich 1 Kapsel bzw. Tablette nach dem Essen

3. **Entwöhnungstropfen (Doskar Nr. 33)**

Die Tropfen enthalten Tabacum D30, Nux vom. D30, Magnesium phos D12, Acidum phos. D3 und Ambra D3. Sie wurden schon oft mit Erfolg zur Unterstützung bei der Entwöhnung vom Rauchen, Trinken, Drogen sowie deren Folgezustände eingesetzt.

Hersteller: Magister Martin Doskar, Schottenring 14, A-1010 Wien, Bezug über jede internationale Apotheke

Wichtige Ohrpunkte

Selbstverständlich werden nicht alle der nachstehend aufgeführten Punkte gleichzeitig gestochen. Man wählt die Punkte aus, die für die voraussichtlich auftretenden oder bereits vorhandenen Entzugssymptome des Patienten passen.

–	Plexus bronchopulmonalis	Spastische Erkrankungen der Atmungsorgane
–	Frustrationspunkt	Frustration bei psychischer Belastungen, Raucherentwöhnung, Gewichtsreduktion
29	Polster	Okzipitaler Kopfschmerz, Schwindel, Hypotonie, beruhigend, ausgleichend
29 b	Jerome	entspannend, beruhigend, schlaffördernd
29 c	Begierde	Suchtbehandlung, Raucherentwöhnung, Gewichtsreduktion
34	Vegetativum II (Innen!)	Bei vegetativ bedingten Krankheiten, antiphlogistisch, analgetisch, beruhigend, ausgleichend
51	Vegetativum I	Bei vegetativ bedingten Krankheiten, spasmolytisch,entspannend, ausgleichend
55	Shenmen → Tor der Götter	analgetisch, antiphlogistisch, beruhigend
84	Mund-Schlund-Areal	Erkrankungen des Mundes, Suchtbehandlung

▶

86	Magen	Akute und chronische Gastritis, Neurasthenie, Übelkeit, Essstörungen
95	Niere	Schwächezustände, Lumbalgien
97	Leber	Hepatopathien, Meteorismus, Dyspepsie, hämatologische Erkrankungen, Augenkrankheiten, Sucht
PT1	Anti-Aggression	Bei aggressivem Verhalten, zur Suchttherapie, auch bei autoaggressiven Krankheiten

Die Punkte 51, 55, 95, 97 und Plexus bronchopulmonalis werden bei der Raucherentwöhnung oft verwendet. Sie gelten als bewährte „Suchtkombination".

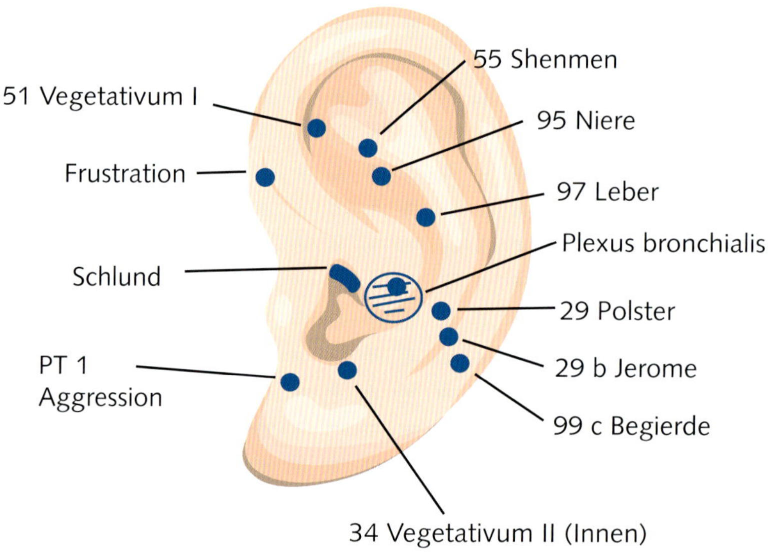

Gewichtsreduktion

Bei der Gewichtsreduktion treten neben anderen häufig folgende Entzugssymptome auf:

- Übererregbarkeit
- Unruhe
- Aggressivität

Die Akupunktur soll die Entzugssymptome lindern.

Zu schnelles Abnehmen ist problematisch. Ein Kilogramm Gewichtsverlust pro Woche sollte nicht überschritten werden, da der Körper sonst in einen „Panikzustand" kommt, und die verlorenen Kilogramm schnellstmöglich wieder aufbaut.

Körperakupunktur

Ma 36 Zusanli	Aktiviert den Stoffwechsel, Giftausscheidung
MP 6 Sanyinjiao	regelt den Wasserhaushalt
Le 3 Taichong	spasmolytisch, ausgleichend
Di 4 Hegu	spasmolytisch, ausgleichend (gemeinsam mit Le 3 stechen!)

Ernährungsberatung

1. viel trinken, täglich soviel Wasser, dass 2 Liter Urin produziert wird
2. ballaststoffreiche und fettreduzierte Kost
3. kein Alkohol
4. kein Zucker
5. nach 20:00 Uhr keine Kohlehydrate mehr
6. Trennkost
7. alle extremen Ernährungsformen sind zum Scheitern verurteilt, da beim hungern ein Jojo-Effekt auftritt. Was am Abend abgenommen wird, lagert der Körper tagsüber als Vorrat für schlechte Zeiten wieder ein.

Physikalische Maßnahmen

- Sauna
- autogenes Training
- regelmäßige Bewegung
  Ziel ist es, Muskeln aufzubauen, da Muskelgewebe einen intensiveren Stoffwechsel als Fett hat und damit das Abnehmen unterstützt.
  - Nordic Walking ist besser als Jogging, da die Kniegelenke des übergewichtigen Patienten nicht so stark belastet werden und auch die Schultermuskulatur in das Training einbezogen wird.
  - Radfahren oder Schwimmen ist sehr geeignet, um das Abnehmen zu unterstützen, da es die Gelenke nicht belastet.
  - Fitnesstraining (Gerätetraining) sollte nur unter fachkundiger Anleitung ausgeübt werden.

Wichtige Ohrpunkte

Selbstverständlich werden nicht alle der nachstehend aufgeführten Punkte gestochen. Man trifft eine Auswahl, die an die Bedürfnisse des Patienten angepasst ist.

–	Solarplexus	Gastritis, Oberbauchbeschwerden, Prüfungsangst
–	Frustrationspunkt	Frustration bei psychischen Belastungen, Raucherentwöhnung, Gewichtsreduktion
PT 1	Anti-Aggression	Bei aggressivem Verhalten, zur Suchttherapie, auch bei autoaggressiven Krankheiten
29	Polster	Okzipitaler Kopfschmerz, Schwindel, Hypotonie, beruhigend, ausgleichend
29 b	Jerome	entspannend, beruhigend, schlaffördernd
29 c	Begierde	Suchtbehandlung, Raucherentwöhnung, Gewichtsreduktion
34	Vegetativum II (Innen!)	entspannend, beruhigend, ausgleichend
51	Vegetativum I	entspannend, beruhigend, ausgleichend
55	Shenmen → Tor der Götter	Analgetisch, antiphlogistisch, beruhigend
84	Mund-Schlund-Areal	Erkrankungen des Mundes, Suchtbehandlung
86	Magen-Kardia	Reizmagen, funkt. Oberbauchbeschwerden, nervöses Erbrechen, Völlegefühl

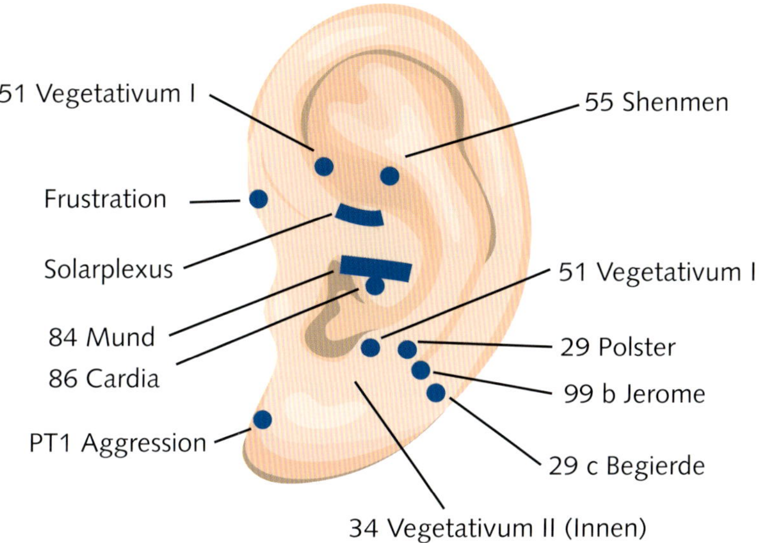
51 Vegetativum I
55 Shenmen
Frustration
Solarplexus
51 Vegetativum I
84 Mund
86 Cardia
29 Polster
99 b Jerome
PT1 Aggression
29 c Begierde
34 Vegetativum II (Innen)

Vorbeugen von psychischen Erkrankungen

Jeder Mensch wird mit gewissen Anlagen geboren. Ob eine psychische Erkrankung zum Ausbruch kommt, hängt von der Veranlagung aber auch von den Lebensumständen ab.

Die Lebensumstände kann man teilweise selbst bestimmen. Daher kann man zu einem gewissen Teil auch selbst dazu beitragen, körperlich und geistig gesund zu bleiben.

Lebensumstände

Leider müssen wir im Lauf unseres Lebens erkennen, dass wir andere Menschen nicht ändern können. Man kann sich nur selbst ändern. Hierzu gibt uns unser Schöpfer in der Bibel hervorragende Anleitung.

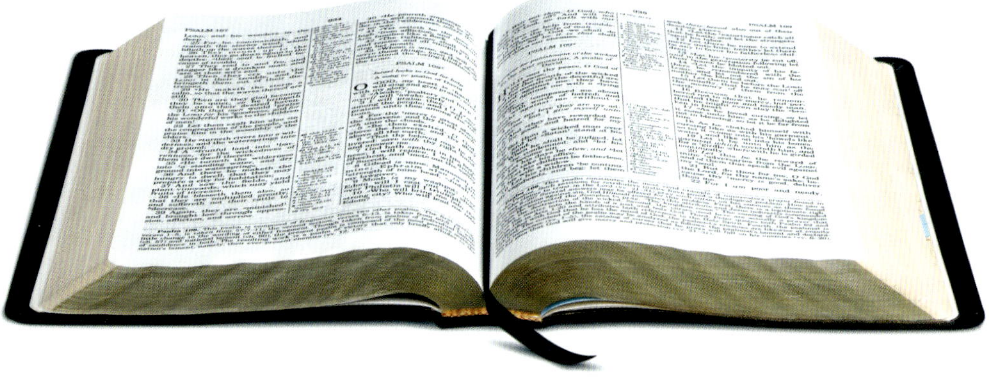

Wegweiser der Bibel zum Frieden

- Erst denken, bevor man redet oder handelt (Jakobusbrief Kapitel 1 Vers 19)
- Wenn man provoziert wird, nicht kontern (Sprüche Kapitel 15 Vers 1)
- Wenn es Streit gibt, weggehen (Sprüche Kapitel 17 Vers 14)
- Den Frieden suchen (Evangelium nach Matthäus Kapitel 5 Verse 23 und 24)
- Bereit sein, anderen zu vergeben (Epheserbrief Kapitel 4 Vers 32)

Wichtig ist auch, dass man Verantwortung übernimmt und unter Menschen geht. Der Realität mit Alkohol oder Drogen zu entfliehen, ist keine Lösung.

Ernährung

Körpergewicht

Sowohl ein deutliches Übergewicht als auch ein deutliches Untergewicht wirken sich auf die Psyche negativ aus. Eine Abschätzung des Körpergewichts erlaubt der Broca-Index.

Normalgewicht in kg = (Körpergröße in cm – 100)

Wenn ein Mensch 170 cm groß ist, dann ist sein Normalgewicht nach Broca 70 kg. Im medizinisch vertretbaren Bereich kann dieses Gewicht ± 10 % schwanken. Wir können also für diesen Menschen eine Gewichtsbereich von 63 bis 77 kg als gesundheitlich tolerierbar ansehen.

Alles was erheblich mehr oder weniger ist, bewegt sich im Bereich der ungesunden Abweichung und ist damit auch psychisch belastend.

Lebensmittel oder Nahrungsmittel

Eine ausgewogene Ernährung mit ausreichend Ballast- und Faserstoffen ist nicht nur für den Darm wichtig.

- Essen Sie lieber Vollkorn- als Weißmehlprodukte.
- Reduzieren Sie Kaffee, Tee, Alkohol und zuckerhaltige Nahrungsmittel.
- Essen Sie täglich Obst und Gemüse.
- Bevorzugen Sie natürliche Fette z. B. Butter und hochwertiges Olivenöl.
- Essen Sie Fisch und Eier.
- Vermeiden Sie Fertigprodukte, Geschmacksverstärker und frittierte Nahrungsmittel.
- Lassen Sie auch manchmal eine Mahlzeit ausfallen.
- Trinken Sie ausreichend Wasser. Das Münchner Leitungswasser ist besser als viele Mineralwässer, die teuer verkauft werden.
- Dass Rauchen ein lebensgefährlicher Unsinn ist, wird hier nur der Vollständigkeit halber wiederholt.

Bewegung

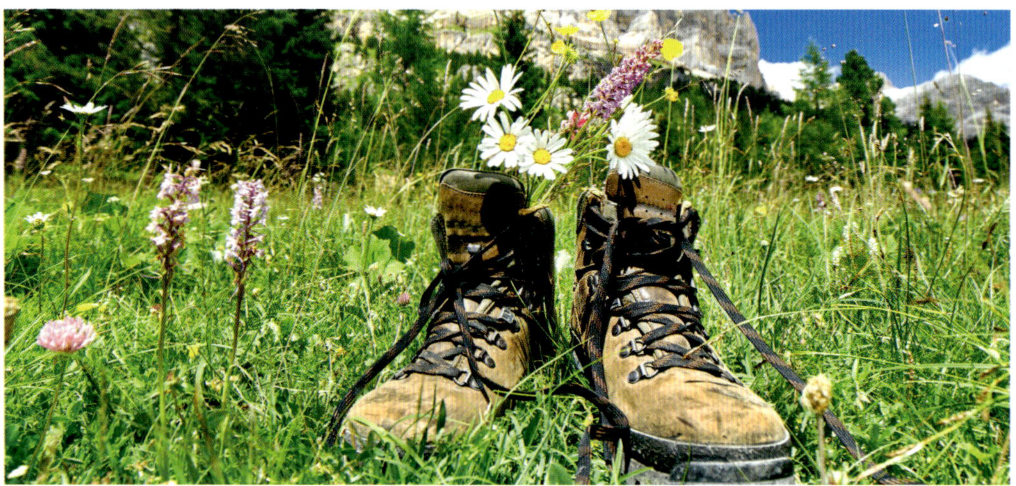

Der Mensch hat seine Füße zum Gehen erhalten. Wer im klimatisierten Auto zur Arbeit fährt, tagsüber im klimatisierten Büro sitzt, abends wieder mit dem Auto heim fährt und sich dann vor den Fernseher setzt, braucht sich nicht wundern, wenn er krank wird.

Dies gilt für Körper und Psyche in gleicher Weise.

Vitamine

Eine ausreichende Versorgung mit Vitaminen und Mineralstoffen ist lebenswichtig. Für gesunde und leistungsfähige Menschen reicht in der Regel eine gesunde und abwechslungsreiche Ernährung aus. Wenn eine Person jedoch bereits krank ist oder unter besonderem Stress (z. B. Abschlussprüfungen) steht, dann ist eine erhöhte Vitamin- und Mineralstoffzufuhr sinnvoll.

Vitamine oder ihre Vorstufen müssen zugeführt werden. Sie sind essentiell, können also vom menschlichen Körper in der Regel nicht aufgebaut werden.

Normalerweise kann man Vitamine und Mineralien einnehmen. Die Injektions- oder Infusionstherapie sollte Spezialfällen vorbehalten bleiben.

Die nachstehend aufgeführten Vitamine haben einen bekannten Bezug zu psychischen Erkrankungen. Technisch teilt man die Vitamine in wasserlösliche und in fettlösliche Vitamine ein.

Wenn die Niere funktioniert, können wasserlösliche Vitamine nicht überdosiert werden.

Auch bei fettlöslichen Vitaminen ist eine Überdosierung nur in extremen Fällen möglich. Die Furcht vor einer Überdosierung ist in der Regel unbegründet.

Wasserlösliche Vitamine

Vitamin C – Ascorbinsäure

Funktion
wichtiges Antioxydans, Krebsprophylaxe, Immunmodulator, Biosynthese der Neurotransmitter im Gehirn, Prophylaxe von Infektionskrankheiten

Therapeutischer Einsatz
Infektionskrankheiten, Depression, ischämische Herzkrankheiten

Bei Tumorerkrankungen sollte man auf die Infusionstherapie zurückgreifen und hierbei die Erfahrungen der Firma Pascoe nutzen.

Vitamin B1 – Thiamin, Aneurin

Funktion
Kohlehydratstoffwechsel, Nervensystem

Therapeutischer Einsatz
Polyneuropathie, Appetitmangel, Müdigkeit, Schlaflosigkeit, Schwindel, Muskelschmerzen, Diabetes

Vitamin B2 – Riboflavin

Funktion
Energiestoffwechsel in den Mitochondrien, Immunsystem, Entgiftung

Therapeutischer Einsatz
Schwangerschaft, Diabetes, Stoffwechselstörungen, Krebs, Muskelschwäche, Müdigkeitssyndrom, periphere Neuropathien, Migräne

Vitamin B3 – Nicotinamid, Niacin

Funktion
an zahlreichen Oxydations- und Reduktionsvorgängen im Lipid- und Kohlehydratstoffwechsel beteiligt

Therapeutischer Einsatz
Tumorerkrankung, Depression, Demenz, Schizophrenie

Vitamin B6 – Pyridoxin

Funktion
zentrale Funktion im Aminosäurenstoffwechsel, Gehirnstoffwechsel

Therapeutischer Einsatz
Darmerkrankungen, prämenstruelles Syndrom, Herzkrankheiten, Tumorerkrankungen, Neuropathien, psychische Störungen, Reisekrankheit (Nausea)

Vitamin B9 – Folsäure

Funktion
Folsäure ist für den Zellstoffwechsel zwingend erforderlich, Folsäure ergänzt die B12-Wirkung

Therapeutischer Einsatz
Herzkrankheiten, psychische Erkrankungen und neurologische Störungen

Vitamin B12 – Cyanocobalamin

Funktion
Cofaktor von Enzymen in den Mitochondrien, die B12-Wirkung wird durch Folsäure ergänzt

Therapeutischer Einsatz
perniziöse Anämie, Neuropathien, Depression

Fettlösliche Vitamine

Vitamin D3 (Calciferol)
Vitamin D3 ist erst in letzter Zeit in den Fokus gerückt worden. Es ist in unseren Lebensmitteln in zu geringen Mengen enthalten. Der Körper kann Vitamin D aus Vitaminvorstufen unter der Einwirkung von Sonnenlicht selbst aufbauen. Dies ist jedoch im sonnenarmen Nordeuropa nicht immer ausreichend. Auch dunkelhäutige Menschen müssen in unseren Breitengraden meistens Vitamin D ergänzen.

Wie schon länger bekannt ist, führen Mangelerscheinungen zu einer Störung des Knochenaufbaus (Rachitis). Aber es gibt noch viele weitere Störungen, wenn im Körper zu wenig Vitamin D3 ist.

Vitamin D3 greift unter anderem in folgende Regelsysteme ein:

- Knochen- und Mineralhaushalt
  - Calciumresorption im Darm
  - Calciumrückresorption in der Niere, Immunmodulation
  - Differenzierung der Monozyten zu Makrophagen
  - Stimulierung der Phagozytoseaktivität
  - Eingriff in die T-Helferzellen-Regulation
- Haut
  - Ausreifung der menschlichen Keratinozyten
  - wirkt antiproliferativ (Psoriasis!)
- Muskulatur
  - Stärkung der Muskelfunktion
  - Verbesserung der neuromuskulären Koordination
  - Herzrhythmusstörungen
- Endokrine Regulation
  - Renin-Angiotensin-Systems (Blutdruck)
  - Verbesserung der Insulinproduktion des Pankreas (Adipositas und Diabetes)
- antikanzerogene Wirkungen
  - Förderung der Zellreifung
  - Induktion der Apoptose
  - Regulation der Telomerase
- Psychische Wirkungen
  - depressive Verstimmung
  - Müdigkeit und Schlafstörungen
  - erhöhte Infektanfälligkeit

Die Substitution von Vitamin D3 ist somit keine Laborkosmetik sondern ein wichtiger Schritt zu einer stabilen Gesundheit.

Der Labormesswert von Vitamin D3 sollte zwischen 30 und 80 ng/ml liegen.

Zur Substitution kann man zwischen 1000 und 10.000 IE täglich einnehmen. Aber auch wesentlich höhere Dosierungen wurden problemlos vertragen.

Die Einnahme erfolgt am Besten in hochwertigem Olivenöl.

Die Furcht vor Überdosierung ist unbegründet.

Mineralien

Neukönigsförderer Mineraltabletten

Es ist eine altbekannte Tatsache, dass naturheilkundliche Therapien besser wirken, wenn der Vitamin- und Mineralstoffhaushalt ausgeglichen ist. Dabei macht es aber wenig Sinn, z. B. alleine Calcium zu ergänzen, wenn das Labor erniedrigte Calciumwerte gemessen hat, da Calcium mit anderen Mineralstoffen in einem für den Stoffwechsel richtigen Verhältnis im Körper vorliegen muss.

Es ist daher am sichersten, Mineralstoffgemische zuzuführen. Ein solches erprobtes Mineralstoffgemisch sind die NAM-Mineralstofftabletten. Sie enthalten folgende Mineralien in einem für den Stoffwechsel optimalen Mischungsverhältnis[94]:

> Calcium carbonat, Calcium hydrogenphosphat, Eisen-II-sulfat, Kaliumchlorid, Kupfer-II-sulfat, Magnesium hydrogenphosphat, Magnesiumoxid, Mangan-II-Chlorid, Zinkoxid, Titandioxid,

Man nimmt 2- bis 3-mal tägl. 1 bis 2 Tabletten zu den Mahlzeiten mit Wasser ein.

Damit gelingt es in der Regel innerhalb von 4 bis 6 Wochen einen ausgeglichenen Mineralhaushalt zu schaffen und so die Therapiebedingungen zu verbessern.

[94] Eine humorvolle Einführung in den Mineralstoffwechsel gibt die Broschüre des Entwicklers der Neukönigsförderer Mineraltabletten Hans-Heinrich Jörgensen „Das fröhliche Mineral“.

Anhang

Literaturhinweise

Barmer-Krankenversicherung, Psychische Erkrankung am Arbeitsplatz (Infobroschüre für Führungskräfte)

Bhanja K.C., Masterkey zur homöopathischen Materia Medica

Bildquellen, Siegfried Sulzenbacher, wenn nicht anders angegeben

Boger Cyrus, General Analysis

Boger Cyrus, Synoptic Key zur homöopathischen Materia medica

Busse Ernst + Paul, Akupunkturfibel, 1975 Pflaum Verlag

CERES, Fachinformationen Nr. 1 – Nr. 5

Deadman, Handbuch der Akupunktur

Dietl – Ohlenschläger, Handbuch der Orthomolekularen Medizin

Frohne – Pfänder, Giftpflanzen, Handbuch für Apotheker, Ärzte, Toxikologen, Biologen

Gröber, Mikronährstoffe, Beratungsempfehlungen für die Praxis

Hammer, Leon, Psychologie & Chinesische Medizin

Holford, Patrick, Optimale Ernährung für die Psyche

Homöopathisches Arzneibuch (HAB), Verlag Wilmar Schwabe, 3. Auflage 1958

Kalbermatten, Roger, Wesen und Signatur der Heilpflanzen

Kalbermatten, Roger, Kompendium der Ceres-Heilmittel

Kalbermatten, Roger + Hildegard, Pflanzliche Urtinkturen, Wesen und Anwendung

Kretschmer, Ernst, Körperbau und Charakter

Maciocia, Giovanni, Die Praxis der chinesischen Medizin

Maciocia, Giovanni, The Psyche in Chinese Medicine

Patrick, Holford, Optimale Ernährung für die Psyche

Philip, L. Liu, Grundlagen der Anesthesiologie

PHÖNIX, Verordnungsunterlagen dieser Firma

R. Schultes – A. Hofmann, Pflanzen der Götter

Ross, Jeremy, Westliche Heilpflanzen und chinesische Medizin

Schroyens, Frederik, 1001 Small Remedies

Schukall/Schips, Psychiatrie und Naturheilkunde

Selawry, Alla, Metall-Funktionstypen in Psychologie und Medizin

SOLUNA, Verordnungsunterlagen dieser Firma

Sulzenbacher, Siegfried, Seminar Ohrakupunktur

Sulzenbacher, Siegfried, anonymisierter Auszug aus Krankenakten

Sulzenbacher, Siegfried, 3 x 7 Punkte für den Praktiker (Akupunkturfibel)

Uecker, Dagmar Maria, Die Heilkunst mit Metallen

van den Berg, Grundriß der Psychiatrie

Vermeulen, Frans, PRISMA – Das Arcanum der Materia Medica ans Licht gebracht

Vonarburg, Bruno, Homöotanik, Band 1 – 4

WALA, Verordnungsunterlagen dieser Firma

WELEDA, Verordnungsunterlagen dieser Firma

Wertsch-Schrecke, Ohrakupunktur für die Praxis

Wikipedia, verschiedene einschlägige Fachbeiträge

Stichwortverzeichnis

Bildquellen

S. 29–31 – Aus Kretschmer„Körperbau und Charakter"
S. 39 – „Zeitachse" aus „van den Berg, Grundriss der „Psychiatrie"
S. 83 – Zeichnung „Arzneimittelfamilien" – © S. Sulzenbacher
S. 105 – © S. Sulzenbacher
S. 122 – „Planeten" – © S. Sulzenbacher
S. 123 + 145 – „Haus der Metalle – © S. Sulzenbacher
S. 147–148 – © S. Sulzenbacher
S. 149 – „Qi" – © vS. Sulzenbacher
S. 150 – „5 Wandlungsphasen" – © S. Sulzenbacher

Fotolia

S. 11 – © YakobchukOlena
S. 14 – © Photographee.eu
S. 40 – © sanderstock
S. 47 – © Marco2811
S. 54 – © dimakp
S. 58 – © Patrick Daxenbichler
S. 71 – © animaflora
S. 75 – © Vera Kuttelvaserova
S. 80 – © portokalis
S. 86 – © Björn Wylezich
S. 87 – © Romolo Tavani
S. 92 – © hsagencia
S. 95 – © Jutta Adam
S. 98 – © Elke Hötzel
S. 99 – © M. Schuppich
S. 102 – © spline_x
S. 104 – © Michael Pettigrew
S. 109 – © Lynn Yeh
S. 111 – © 5ph
S. 113 – © schankz
S. 114 – © papava
S. 116 – © tanyatorgonskaya
S. 118 – © hcast
S. 130 – © vvoe
S. 133 – © rcfotostock
S. 140 – © vvoe
S. 146 – © Africa Studio
S. 163 – © denisismagilov
S. 168 – © mbruxelle
S. 170/173 – © benchart
S. 174 – © BillionPhotos.com
S. 176 – © Jenny Sturm

Wikimedia (Public Domain/CC)

S. 59 – © Emeldir (Diskussion)
S. 60 – © Von Calvero
S. 62 – © Emeldir (Diskussion)
S. 63 – © NEUROtiker
S. 65 – © NEUROtiker
S. 65 – © Harbin
S. 66 – © NEUROtiker
S. 69 – © Yikrazuul
S. 72 – © NEUROtiker
S. 76 – © NEUROtiker
S. 78 – © Jü; © Psychonaught
S. 80 – © Jü
S. 81 – © NEUROtiker; © Jü